JN130334

ともに学ぼう，実践しよう！

"女性の健康力" サポートブック

宮原　富士子
松本　佳代子

薬事日報社

はじめに

女性活躍推進法の制定や，企業の健康経営，日本における持続可能な医療介護のあり方などの視点から“女性の健康力”，そしてそれを支える“生涯を通じた女性の健康支援”が重視されるようになってきました．2016年に始まった“かかりつけ薬剤師”，“健康サポート薬局”の制度は，まさに地域包括ケアシステムの中で“女性”を支える大きな力となりえます．

わが国では，1990年代に更年期女性を対象とした更年期外来の設立が相次ぎました．2000年代になると，女性の保健医療を推進する観点から女性医師を前面に出す“女性外来”が設立されたことにより，女性医師という1つの表現型が注目されました．それから20年が経ち，女性活躍推進法が推し進められていますが，その一方で，女性の健康を重要視した施策は出てきておらず，労働力として期待され，少子化対策や介護力の要とされる女性に対する健康支援が十分になされているとはいえない状況が続いています．

1990年代に起きた“更年期外来”ブームも，診療内容の公開という点で“更年期という表現型”が一般女性に受け入れられたということ，その後に開設された女性外来に予約が殺到し，その後，女性のヘルスケア専門医が登場し，あわせて母性内科という医療のあり方も定着したことを考えると，わが国ではこの種の“ブーム”はさらに現実味を帯び，これからも起きる可能性があるといえます．このことは十分な医療内容の情報公開が進んでいないことの現われの一端を示すものともいえます．その火付け役の一端を担い，地域の第一線で医療と健康福祉に関わる“かかりつけ薬剤師”の役割は大きくなっています．

いわゆる一般女性が望んでいるものは，医療ばかりでなく，その周辺領域を含むいわゆる保健医療サービスへのアクセスの情報や，自分のからだの変化についての適正な情報です．一方で，残念なことに多くの女性は月経に限らず，ホルモンを中心にとらえたからだの変化など，より具体的な性教育を受けた経験が少なく，女性ホルモンについて学び，考える機会が少なかったことは否めません．性教育は，性行為を助長するなどの議論がよく挙がりますが，不十分な性教育によって，男女の生殖器の違いを理解し将来の疾病のリスクを男女お互いに理解することや，ホルモンと一生上手に付き合うために，科学として学ぶ機会が失われているのです．性病の蔓延も見過ごすことはできない状況です．

女性ホルモンの特徴を理解することで，月経に関連するトラブルや年齢に応じたからだの変化などにも，臨機応変に対応することができます．現代の女性は生涯で約450回の月経を経験しますが，月経に関連する症状も十人十色で，不調があっても我慢したり，医療者に相談しない女性が多くいます．日本人は我慢強いし，謙虚という誉め言葉も，この場合はデメリットになることさえあります．

海外では避妊薬の選択肢が多く，緊急避妊薬が薬局で入手できたり，経口中絶薬が医療管理下で使用できるなど，日本とは性に関する環境が大きく違っています．その背景には，日本とは違い，国によって管理されるのではなく，多くの選択肢の中から選択する権利があるとの考えがあります．かかりつけ婦人科医をもつことは当然とされています．そのうえで自ら情報を収集し，客観的にそれらを分析し，自分に必要なサービスを選択しなければいけない場合が多く，非常に大変なのですが，さまざまな選択肢の中で自分に必要なものを取捨選択する能力が鍛えられます．日本と海外の考え方や制度の違いは一長一短あるのですが，海外ではより能動的な健康リテラシーが求められています．日本でも，女性の健康リテラシーの向上に待ったなしの現状が突きつけられています．

また，近年，外国人観光客の増加や外国人移民についての話題が頻繁にあがっています．外国人の薬局の利用増加を受け，それに対応する薬局も増えていますが，緊急避妊薬など性に関する製品を求め来局した場合の対応などはどう考えたらよいのでしょうか．米国では宗教上の理由により薬剤師が緊急避妊薬の販売を拒否することができる制度があります．また，他の国でも宗教上の理由で避妊を認めない場合や，同じ宗教でも出身国によっては積極的に避妊薬を使用している国もあるなど，違いがあります．したがって，薬局の研修の場などで，語学などの研修以上に，文化的・宗教的価値観の違いを理解することが大切で，グローバルな視点で対応することが薬剤師にも求められます．

本書は“生涯を通じた女性の健康支援”をテーマに，限られた医療資源をより有効に活用できるよう，また多面的に女性への健康支援ができるようまとめました．本書が地域に根ざす保険薬局薬剤師（かかりつけ薬剤師）の活動の礎として，また地域に生活する女性への保健教育の糧となり，広く役立つことを期待しています．

2019年2月

宮原　富士子
松本　佳代子

目次

chap

1 女性の健康をサポートする行政のしくみ

生涯にわたる健康づくりを推進するためには，ライフステージごとに特有な健康課題に直面する女性への取り組みも重要です．従来の「女性の健康」に関する話題は，主として妊娠・出産に関すること，そしてさまざまな意味で「更年期」のことなどに限られがちでした．しかし，女性が“生涯にわたり自分の健康を主体的に確保することを目指そう”という考え方（リプロダクティブ・ヘルツ／ライツ：性と生殖に関する健康／権利）を具現化していくことが国際的に重要となっています．さらに，これまで取り組みが遅れていた女性特有の健康課題に対する新しい治療法が見出されたことなどにより，生涯を通じた女性の健康課題を解決する方法が確立してきています．

現在，各地域において，病気に関することに限定することなく，女性の抱える健康や生き方への不安を解消し，日常的な健康づくりにも結びつく，女性の女性による「健康のための健康相談」事業をはじめ，女性の生涯を通じた健康づくりへの支援が積極的に行なわれています．

また，女性の健康に対する取り組みを進めることは，家族や地域，社会全体の健康を高めることに通じていきます．このように，女性の健康問題への対応は，個人の多様性を尊重する視点から，21世紀の保健・福祉・医療の課題を解決する新しいアプローチとなるばかりでなく，少子化対策や男女共同参画を進めるうえで，大変重要な取り組みとなります．

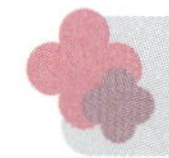

1．リプロダクティブ・ヘルス／ライツ

リプロダクティブ・ヘルス／ライツは，わが国における女性の健康に関するさまざまな行政の施策の基本概念です．その普及のきっかけとなったのは，日本を含む世界184の国や地域が署名した国連の国際人口開発会議（1994年にカイロで開催）の行動計画および世界女性会議（1995年に北京で開催）の行動綱領において，その概念が盛り込まれたことです．

リプロダクティブ・ヘルス／ライツでは，「①いつ何人子どもを産むか産まないかを選ぶ自由，②安全で満足のいく性生活，③安全な妊娠と出産，④子どもが健康に生まれ育つこと」は基本的人権であると提言されています．この提言は，性感染症を意識したものであると同時に，具体的な受胎調節，避妊対策を含むものです．つまり，その実現には，女性およびカップルが，自分の状況や価値観に応じて，数多くの選択肢から正確な情報に基づいて最適な避妊法を選択することが不可欠となります．**表1-1**に日本におけるリプロダクティブ・ヘルス／ライツに関する意識の浸透のあり方と具体的な施策を示します．

表1-1　わが国の施策としてのリプロダクティブ・ヘルス／ライツ

リプロダクティブ・ヘルス／ライツに関する意識の浸透	リプロダクティブ・ヘルス／ライツに関する意識を広く社会に浸透させ，女性の生涯を通じた健康を支援するための取り組みの重要性についての認識を高めるという観点から，これらの問題について男女がともに高い関心を持ち，正しい知識・情報を得，認識を深めるための施策を推進する．
具体的施策	**女性の健康問題への取り組みについての気運の醸成** 女性は，妊娠や出産をする可能性があることもあり，ライフサイクルを通じて男性とは異なる健康上の問題に直面する．こうした問題の重要性について男性を含め，広く社会全体の認識が高まり，積極的な取り組みが行なわれるよう気運の醸成を図る． また，女性の生涯を通じた健康支援の総合的な推進を図る視点から，保健所，市町村保健センターにおいて母子保健医療に携わる医師，保健師，助産師，看護師などに対するリプロダクティブ・ヘルス／ライツに関する研修などの充実を図る． なお，飲酒，摂食障害および薬物乱用などについては，リプロダクティブ・ヘルス／ライツの観点から，健康被害に関する国民への正確な情報提供に努める．喫煙については，健康被害についての十分な情報提供や，公共の場や職場での分煙の徹底および効果の高い分煙についての知識の普及に努める． **学校における性教育の充実** 学校においては，児童生徒の発達段階に応じた性に関する科学的知識や，生命尊重・人間尊重・男女平等の精神に基づく異性観，自ら考え判断する意思決定の能力を身に付け，望ましい行動を取れるようにするため，学校教育活動全体を通じて性教育の充実に努める．また，そのため，教職員に対し研修会を実施するとともに，学校外の関係機関・地域社会や産婦人科医・助産婦・保健婦等との連携を図る． **性に関する学習機会の充実** 社会教育においては，親および青年等を対象とした学習機会の充実を図る中で，リプロダクティブ・ヘルス／ライツなどの性に関する学習内容を取り上げるよう努める． また，青少年の性行動が低年齢化・活発化している状況や性情報が氾濫している状況を踏まえ，思春期の男女が性に関する正しい知識を容易に入手できるようにするための施策を推進する．

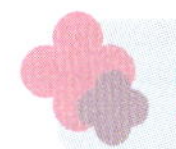

2．行政の施策

戦後の日本では，女性の健康に関する保健行政は母子保健が中心でした．現在では，女性特有の女性ホルモンの変化を考慮し，多様化する女性の健康ニーズに対応して，女性の生涯の健康づくりをサポートするためのシステムがあります．

行政の施策を**表1-2**にまとめました．この章では，その中で健康日本21（第2次），健やか親子21（第2次），第4次男女共同参画基本計画について解説します．

1）健康日本21（第2次）

「健康日本21」は，厚生労働省が2000（平成12）年度から取り組んでいる「21世紀における国民健康づくり運動」の通称です．厚生労働省は2012（平成24）年10月付けで，「健康日本21（第2次）」の基本方針を発表しました．2013（平成25）年度から2023年度までの10年間で実施するための具体案が盛り込まれています．

最大の目標は，①健康寿命を現在の男性70.42歳（平均寿命は79.55歳），女性73.62歳（平均寿命は86.30歳）から延ばすことと，②健康寿命の都道府県格差（男性2.79年，女性2.95年）を縮小することとなっています．その実現に向けて，「生活習慣病の発病予

表1-2　行政によるサポートシステム

健康日本21（第2次）	• 2023年度までの10年間で実施するための具体案が書かれている．最大の目標は，①健康寿命を2010年度の男性70.42歳（2016年の健康寿命72.14歳），女性73.62歳（2016年の健康寿命74.79歳）から延ばすこと，②健康寿命の都道府県格差，男性2.79歳，女性2.95歳を縮小することとなっている．（2016年の平均寿命と健康寿命の差は男性8.84年，女性12.35年） • その実現に向け，「生活習慣病の発症予防と重症化予防」，「社会生活を営むために必要な体とこころの健康維持と向上」を図るとともに，「それを支える社会環境の整備と改善」が必要とされ，具体的な目標が掲げられている．
健やか親子21（第2次）	•「すべての子どもが健やかに育つ社会」として，すべての国民が地域や家庭環境などの違いにかかわらず，同じ水準の母子保健サービスが受けられることを目指した施策．
第4次　男女共同参画基本計画	• 2015年に第4次男女共同参画基本計画に変更され，“あらゆる分野における女性の活躍”がとくに強調されており，人口減少や高齢化による労働人口の減少などが意識された内容となっている．12分野に分類され，第6分野に生涯を通じた女性の健康支援が柱の1つとして位置づけられている．
性感染症に関する特定感染症予防指針	• 10代半ば～20代前半にかけての若年層を対象とした感染予防と早期発見と治療の普及，啓発をもっとも重要としている．本指針は性器クラミジア感染症，性器ヘルペスウイルス感染症，尖圭コンジローマ，梅毒および淋菌感染症を対象としている． • 2011年1月19日付で新しい指針に改訂され，性器・口腔による感染を明記した．性行動の多様化により咽頭感染などの増加が考慮された．
第3期がん対策推進基本計画	• がん患者が尊厳を保持しつつ安心して暮らすことのできる社会の構築を目指す．がん患者が，その置かれている状況に応じ，適切ながん医療のみならず，福祉的支援，教育的支援その他の必要な支援を受けることができるようにするとともに，がん患者に関する国民の理解が深められ，がん患者が円滑な社会生活を営むことができる社会環境の整備が図られることを理念とする．

防と重症化予防」「社会生活を営むために必要な体とこころの健康維持と向上」を図るとともに，それを支える「社会環境の整備と改善」が必要とされ，それぞれの具体的な目標が掲げられています．

女性においては，「女性の健康寿命を延長すること」「妊婦の喫煙率を下げること」「子宮がん検診・乳がん検診の受診率を上げること」「低出生体重児を減少すること」「若年女性のやせ防止」「ロコモティブシンドロームの認知力向上」などを掲げています．

2）健やか親子21（第2次）

「健やか親子21」は，母子の健康水準を向上させるために，関係者や関係機関・団体が一体となって推進する国民運動計画です．「健康日本21」の一環として，厚生労働省によって策定されました．母子保健は生涯を通じた健康の出発点であり，次世代を健やかに育てるための基盤になるという考え方が基本になっています．2013（平成25）年に最終評価報告書が発表され，「10代の自殺率」と「全出生数中の低体重児の割合」が悪化したという結果が発表されています．いずれも深刻な課題です．

母子を取り巻く問題として，①少子化の進行，②晩婚化・晩産化と未婚率の上昇，③核家族化，育児の孤立化など，④子どもの貧困，⑤母子健康領域における健康格差（小学生の肥満児の割合，3歳児の虫歯など）がクローズアップされました．

それらを踏まえて，「健やか親子21（第2次）」では「すべての子どもが健やかに育つ社会」の実現のため，3つの基盤課題として，「安心・安全な妊娠・出産・育児のための切れ目ない妊産婦・乳幼児保健対策の充実」「子どもが主体的に取り組む健康づくりの推進と，次世代の健康を育む保健対策の充実」「妊産婦や子どもの成長を見守り，親子を孤立させない地域づくり」を目標にしています．さらに重点課題として「親や子どもの多様性を尊重し，それを支える社会の構築」「児童虐待のない社会の構築」を目指しています．この取り組みは，2015年度から2024年度までの10年間計画で進められています．

3）第４次　男女共同参画基本計画

男女共同参画社会とは，男女が互いに人権を尊重し，責任を分かち合いながら，性別に関係なく個性と能力を発揮できる社会です．国はその実現のため，国際社会における取り組みと連携しながら，1999（平成11）年に「男女共同参画社会基本法」を制定し，2000（平成12）年には第１次男女共同参画基本計画をスタートさせました．2015年12月には新たに「第４次男女共同参画基本計画」（以下，４次計画）を発表しました．

４次計画では，①あらゆる分野における女性の活躍，②安全・安心な暮らしの実現，③男女共同参画社会の実現に向けた基盤の整備，④推進体制の整備・強化，を具体的な取り組みとし，①から③の下に12の個別分野を設けて，それぞれ2020年を目指した成果目標を設定しています．このうち②の第６分野では「生涯を通じた女性の健康支援」をテーマに掲げています．

このテーマでは，生涯を通じた健康のために，リプロダクティブ・ヘルス／ライツの考え方を視野に入れ，性差に応じた支援をしていくことを目指しています．健康支援の具体的内容を「生涯にわたる男女の健康の包括的な支援」「妊娠・出産などに関する健康支援」「医療分野における女性の参画拡大」「スポーツ分野における男女共同参画の推進」の4つに分け，取り組みの内容により，厚生労働省，内閣府，文部科学省など担当府省を明確化しています．

4）保健所，保健センターなどの機能

保健所，市町村保健センター，支庁社会福祉課・市福祉事務所・町村役場において，地域住民の保健および福祉の窓口として各種の保健福祉に関する指導と相談を行なっています．保健所（保健福祉センター）は，地域保健の広域的，専門的かつ技術的拠点として，精神保健，難病対策，AIDS対策などの保健サービスや食品衛生，生活環境，医事，薬事などに関する監視および指導，検査業務などを行なっています．

市町村保健センターは市町村が設置し，住民が健康的な生活を送ることができるように健康相談，健康診査，健康教育などを実施しています．各都道府県により事業内容などに違いがあるので，詳細は各都道府県で確認する必要があります．健康サポート薬局の機能としては，これらの行政諸団体が実施する健康施策について精通し，行政と連携して市民が自主的に健康増進・疾病の予防・重症化防止ができるよう支援するための情報発信の役割を担うことが求められます．

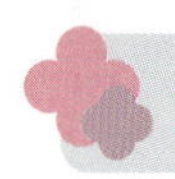

3．“かかりつけ薬剤師”，“健康サポート薬局”の制度

薬局には，地域ごとの女性の生涯にわたる健康支援の最前線の役割を果たすことが期待されています．その役割を担うため，第一線の医療者である薬剤師の活躍が期待されています（図1-1）．

薬局は処方箋による調剤や医薬品の販売のみならず，健康に関連する情報発信基地として，さまざまな情報の提供や，医療機関への受診およびどのようなところにアクセスすべきかの助言など，地域医療に大きく貢献することができます．2007（平成19）年度の医療法改正により，調剤をする薬局は医療提供施設として位置づけられました．さらに2016（平成28）年には「かかりつけ薬剤師」「健康サポート薬局」の制度が始まり，その果たすべき役割は拡大しています．それらの役割を果たすためには，定期的な情報の収集，更新が必要であり，医療圏の理解，医療機関の種類および広告できる診療科名などを理解しておかなければなりません．医療圏や医療機関の内容は各地域によって異なるため，勤務地域や住居地域ごとなどにまとめておくと役に立ちます．

医療圏は各都道府県によって設定されており，1次医療圏，2次医療圏，3次医療圏と区分されています．また，特定機能病院や地域医療支援病院など，高度な医療機関の受診を最初から勧めるのではなく，1次医療圏の診療所などの医療機関を上手に利用できるよう，システムを構築することも重要です．そのほか，基本的に診療料の標榜は自由標榜制となっていますが，広告できる科は医療法により定められているので，その点を留意しながら調べる必要があります．

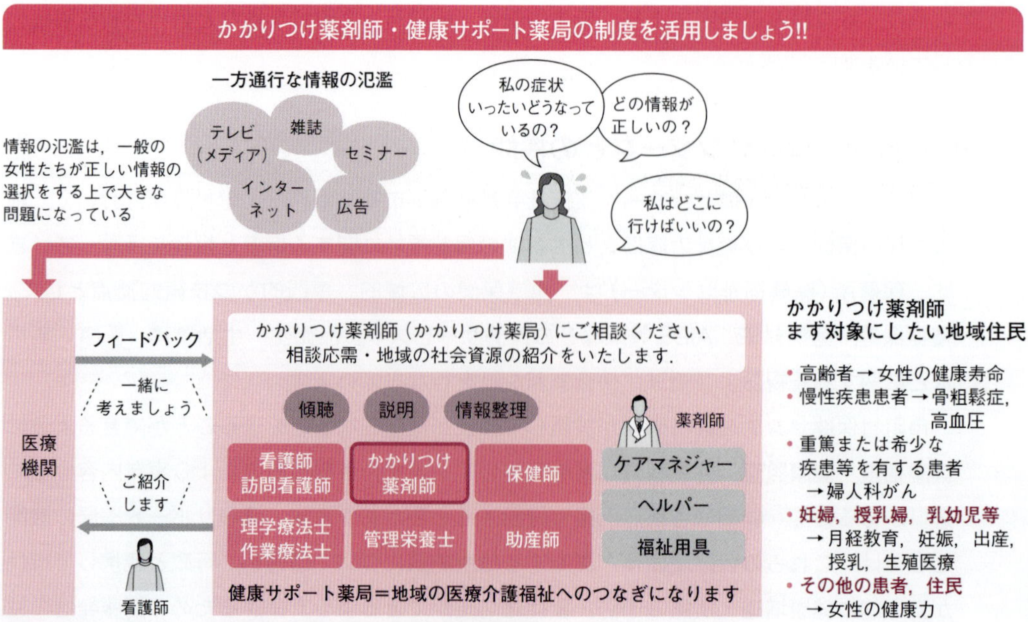

かかりつけ薬剤師・健康サポート薬局の制度を活用しましょう!!

一方通行な情報の氾濫

テレビ（メディア）
雑誌
セミナー
インターネット
広告

情報の氾濫は，一般の女性たちが正しい情報の選択をする上で大きな問題になっている

私の症状いったいどうなっているの？
どの情報が正しいの？
私はどこに行けばいいの？

医療機関

フィードバック
一緒に考えましょう
ご紹介します
看護師

かかりつけ薬剤師（かかりつけ薬局）にご相談ください．
相談応需・地域の社会資源の紹介をいたします．

傾聴
説明
情報整理
薬剤師

看護師
訪問看護師
かかりつけ薬剤師
保健師
ケアマネジャー
ヘルパー
理学療法士
作業療法士
管理栄養士
助産師
福祉用具

健康サポート薬局＝地域の医療介護福祉へのつなぎになります

かかりつけ薬剤師
まず対象にしたい地域住民

- 高齢者→女性の健康寿命
- 慢性疾患患者→骨粗鬆症，高血圧
- 重篤または希少な疾患等を有する患者→婦人科がん
- 妊婦，授乳婦，乳幼児等→月経教育，妊娠，出産，授乳，生殖医療
- その他の患者，住民→女性の健康力

図1-1　かかりつけ薬剤師・健康サポート薬局の役割

例として，乳がんの自己触診において乳房にしこりを感じた女性に，どの診療料を受診すればよいかアドバイスを求められたとします．乳腺外来を標榜する医療施設が増加していますが，乳腺のエックス線撮影であるマンモグラフィによる診断が行なわれている施設であっても，マンモグラフィ読影の認定医師および診療放射線技師が参加しているかといったことまであらかじめ把握していれば，患者の選択肢も増えます．検診の施設選びの情報も重要です．また，地域ごとの乳がん検診のシステムや，女性特有のストレスなどに配慮した，女性の“こころとからだ”を総合的に診る医療サービス（女性専門外来，思春期外来，マンモグラフィを含む乳腺検診および骨密度測定などを含む女性用人間ドック）は，全国において年々活発化し，注目されている一方で，自治体はその情報をすべて把握していなかったりするため特定の施設を推奨することには限界があります．そのため，さまざまなチャンネルで情報を収集することが大事です．地域にネットワークをもつ薬局や，かかりつけ薬剤師は重要な存在になります．

◆知っておこう！◆ AYA世代のがん

AYA (Adolescent and Young Adult：思春期世代と若年成人) 世代に発症するがんに関しては，小児と成人領域の狭間で，適切な治療が受けられない状況にあります．その背景として，ほかの世代に比べて患者数が少なく，多様な疾患構成であるために，医療従事者の診療や相談支援の経験が蓄積されにくいことがあげられます．

また，AYA世代は，年代によって，就学，就労，妊娠などの状況が異なり，患者視点での教育・就労・生殖などの包括的・継続的な情報・相談体制などの提供が十分ではありません．

また，治療と就学・就労のバランスが取りにくく，治療費の負担なども大きな問題となっています．特に妊孕性温存を希望する場合，胚・卵子・卵巣組織・精子の凍結保存の費用も高額です．今後の取り組みとして，AYA世代の多様なニーズに応じた情報提供はもちろんのこと，さらに治療に伴う生殖機能などへの影響など，世代に応じた問題についても治療前に正確な情報提供を行ない，必要に応じて，適切な専門施設に紹介するための体制を構築していくことになっています．

がんの治療を乗り越えて長い人生を歩んでいく患者も多く，常に共感する姿勢を示し，支援していくことが求められます．

chap

2 女性ホルモン

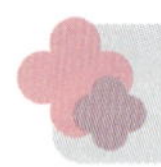

1. ライフイベントと女性ホルモン

女性には，約28日を単位とした月経サイクルがあります（初経前と閉経後を除く）．卵胞ホルモン（エストロゲン）と黄体ホルモン（プロゲスチンまたはゲスターゲン．本章ではプロゲステロンとする）の分泌によりこのサイクルは維持されます．これらの働きにより月経周期の時期によって，心身ともに各ホルモンの影響を受けます．

女性には，**図2-1**のような約28日周期でのエストロゲンの変動と，**図2-2**のような生涯単位でのエストロゲンの変動があります．この生涯単位での女性ホルモンの変動により，思春期，性成熟期，更年期，老年期の4つに区分され，男性に比べてより明確に分類されています．

思春期は第二次性徴の出現から初経を経て性機能が発達していく時期であり，短期間に心身ともに大きく変化します（**表2-1**）．8歳頃から性差がみられ，8～11歳頃から卵巣刺激ホルモンが出始めます．この頃には卵巣の中の卵胞も1つずつ周期的に成熟し，エストロゲンの分泌が開始されます．初経年齢は，1901年から1910年に出生した婦人の平均

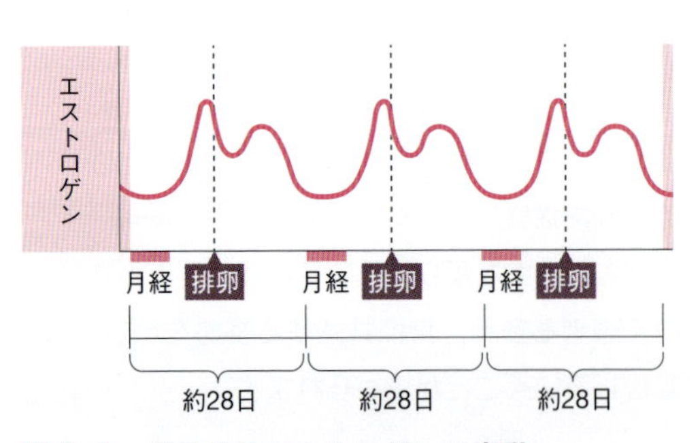

図2-1　月単位のエストロゲンの変動

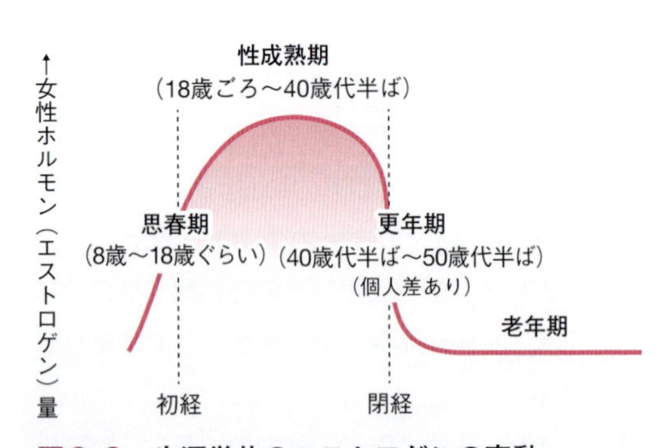

図2-2　生涯単位のエストロゲンの変動

表2-1　思春期，性成熟期，更年期の定義

用語	定義
思春期	性機能の発育（乳房発育・恥毛発育など）に始まり，初経を経て第二次性徴の完成と月経周期がほぼ順調になるまでの期間で，現在の日本人の場合，平均的には8，9歳から17，18歳の間とする．
性成熟期	思春期以後，更年期までの生殖可能年齢にある期間．女性では，排卵を伴う月経周期のある期間と一致するが，男性では期間を限定することは難しい．
更年期	生殖期（性成熟期）と非生殖期（老年期）の間の移行期をいい，卵巣機能が減退し始め，消失するまでの時期．

が16.0歳であったのに比べ，1961年から1970年に出生した婦人の平均は12.6歳となり，早発化が認められています．

15歳未満で98%以上の女性が初経をみられ，15歳前後から20歳の間に卵巣機能の成熟に伴って月経や排卵のサイクルが安定します．この時期の女子は，月経に関して不安も多く，またナプキンやタンポンなどの月経用品の使い分け，かぶれなどの副次的に起こる反応への対処など多くの疑問をもっており，多面的に月経支援をしていく必要があります．

性成熟期の女性は，結婚，妊娠，出産など，人生における大きなイベントを迎えます．女性ホルモンが安定している時期でもありますが，出産回数の減少など，昔の女性に比べて月経回数が多く，月経に関連する疾患も多くなっています．また，女性にとって，子どもを産むのか，どの時期に子どもを産むのか，何人子どもを産むのかといった出産に関する具体的なプランを考えるうえで，避妊の知識が重要となります．また，出産を希望する女性の年齢も上がり，不妊と向き合う女性がいるのも現代の性成熟期の女性の特徴です．

更年期，老年期の女性は女性ホルモンの減少により，さまざまな身体症状の変化がみられます．女性ホルモンは，生殖器ばかりでなく，骨や血管，脳など，全身の臓器にも重要で多様な作用をします（図2-3）．このため，とくに閉経以降の女性においてはエストロゲン欠乏状態が長期に続くことから生じる骨粗鬆症，脂質異常症などの発症率が上がるなど，健康管理上の観点から重要な心身の変化が生じるため注意が必要です．

女性が生涯を通じて健康であるためには，女性自身が各ライフサイクルにおける女性ホルモンの役割，すなわち“ココロ”と“カラダ”の機能を理解し，積極的に健康維持，疾病予防に取り組むことが重要になります．

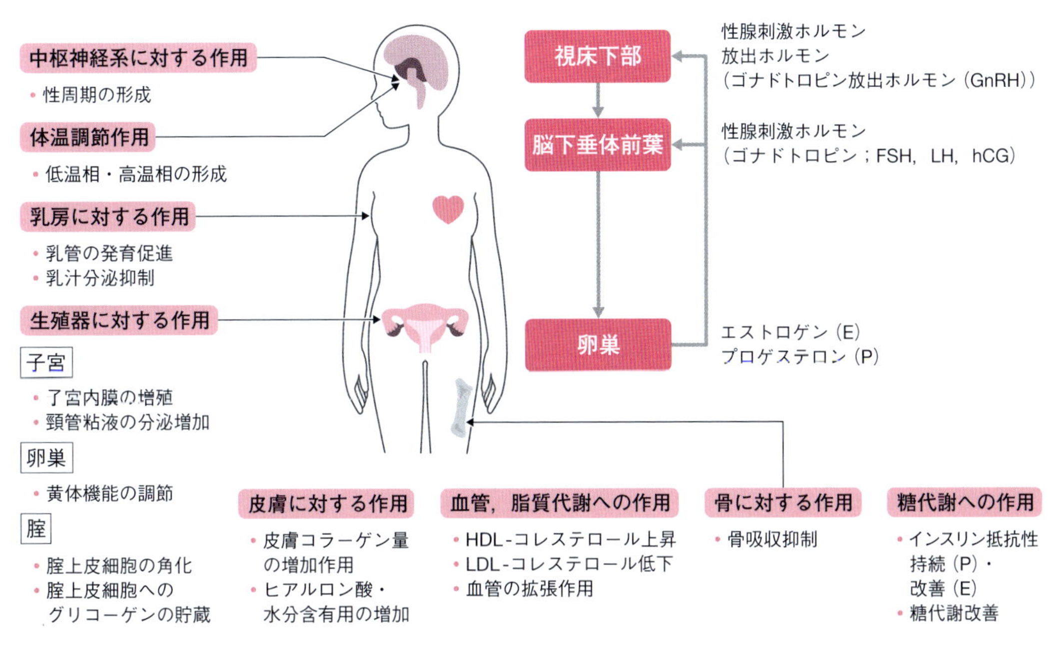

図2-3　女性ホルモンの役割

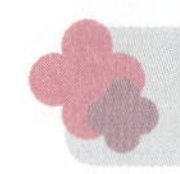

2. 女性の生殖器

男女それぞれの“カラダ”の特徴はいろいろありますが，なかでも生殖器の特徴は明らかです．女性の健康を考えるうえで，女性の“カラダ”，とくに生殖器の特徴については理解しておかなければなりません．図2-4は骨盤内臓器の構造を横から見たものです．

子宮は鶏卵くらいの大きさで，子宮体部が上部約3分の2に，子宮頸部が下部3分の1に位置しています．子宮がんの項目に関連しているので，位置などをきちんと確認しておきましょう．子宮の内側は，子宮内膜という粘膜組織で覆われており，外側の子宮筋層と接している基底層と内側の機能層に分かれています（図2-5）．基底層は剥がれ落ちること

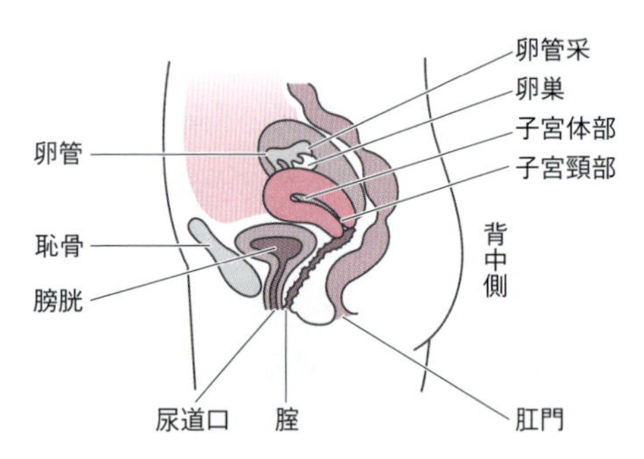

図2-4　骨盤内の女性性器の位置

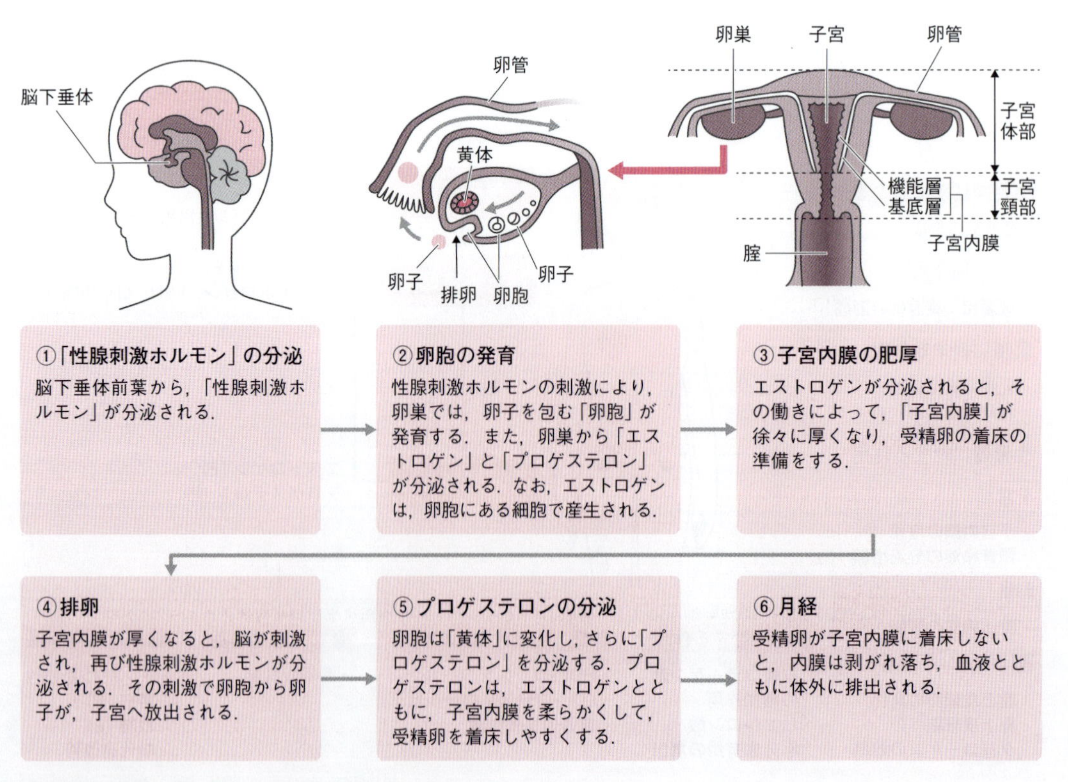

図2-5　女性ホルモンと月経・排卵のしくみ

なく，月経により傷ついた子宮内膜を修復し，次の月経に備えて再生されます．機能層は受精卵が着床したり，妊娠することがなければその部分が剥がれ落ちて排出されます．これが“月経”という現象です．

卵巣には，生殖子である卵子を産生する生殖腺としての機能と，卵巣ホルモンを分泌する内分泌腺としての役割があります．卵巣は重さ5～8gで，親指の頭くらいのサイズです．皮質と髄質に区別され，皮質が主に卵巣の機能を受け持っています．

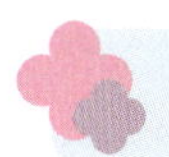

3．女性ホルモンの働き

女性ホルモンは，ステロイド骨格をもち，エストロゲンとプロゲステロンがあります．主として卵巣から産生されますが，副腎皮質や胎盤でも産生されています．

女性ホルモンは視床下部－脳下垂体－卵巣系により制御され，さまざまな全身作用に影響します（表2-2，図2-3）．ホルモンがどのように分泌されるかが理解できると，排卵のしくみや妊娠時のホルモンの動きを理解しやすくなります（表2-2）．また，それぞれがどのように身体に作用するのかを理解することで，閉経などによる身体への影響がわかりやすくなるので，しっかり見ておきましょう．

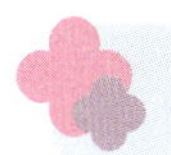

4．月経・排卵・基礎体温と女性ホルモンの分泌

人間の身体には，変化する環境や体調に上手く対応するため，脳からの指令を伝える命令系統があります．女性ホルモンも，視床下部や脳下垂体によってコントロールされています（図2-5）．

視床下部から性腺刺激ホルモン放出ホルモン（Gonadotropin Releasing Hormone；GnRH）が，脳下垂体からは“性腺刺激ホルモン（ゴナドトロピン；Gn）”が分泌されます．性腺刺激ホルモンはLH（Luteinizing Hormone：黄体化ホルモン）とFSH（Follicle Stimulating Hormone：卵胞刺激ホルモン），胎盤から分泌するヒト絨毛性ゴナドトロピン（hCG）の総称です．LHはLHサージで排卵を誘発するほか，黄体を刺激してプロゲステロン産生

表2-2　卵胞ホルモンと黄体ホルモンの特徴

	卵胞ホルモン（エストロゲン）	黄体ホルモン（プロゲストーゲン）
天然ホルモン	エストラジオール	プロゲステロン
分泌	• FSH（卵胞刺激ホルモン）の刺激によって卵胞で産生される．卵胞のほか黄体からも産生され，妊娠すると胎盤からも産生される．	• 性周期後半にLH（黄体化ホルモン）の刺激によって排卵し，排卵後に形成される黄体から産生される．
主な作用	• 子宮内膜を増殖させる． • 卵胞の発育を促進する．	• 子宮内膜を増殖期から分泌期に移行させる． • 視床下部温熱中枢を刺激し，体温を上昇させる． • 子宮筋のオキシトシン感受性を抑制し，早産・流産を防止する． • 妊娠維持作用がある．

を促します．FSHは，卵胞の発育を促進させ，LHと共同してエストロゲン分泌を亢進します．

卵巣では，性腺刺激ホルモンの刺激により，卵子を包む“卵胞”が発育します．卵巣の皮質には，出生時にすでに70万～200万個の原始卵胞があり，次第に退化し思春期では約40万個が残存します．周期ごとにその中の15～20個の原始卵胞がFSHとLHの作用により発育し，通常，その中の1個のみが成熟卵胞（グラーフ卵胞）になります（図2-6）．

月経周期6日目頃には片側の卵巣の1個の卵胞が急速に成長し始め，ほかは退化します（閉鎖卵胞）．周期の14日目頃，1～2日持続して大量のLHが分泌され（LHサージ），グラーフ細胞が破れて卵子が腹腔内へ出されます．このLHサージは，成熟した卵胞から大量のエストロゲンが視床下部に作用することにより引き起こされます（正のフィードバック）．

排卵の後，卵胞では残された顆粒細胞と内卵胞膜細胞が黄体化し，同時に血管が入り込んで毛細血管網を形成します．このような組織を黄体といい，黄体ホルモンを分泌します．黄体の寿命は約14日で次の月経が開始する4日くらい前に退化し始め，白体となります．

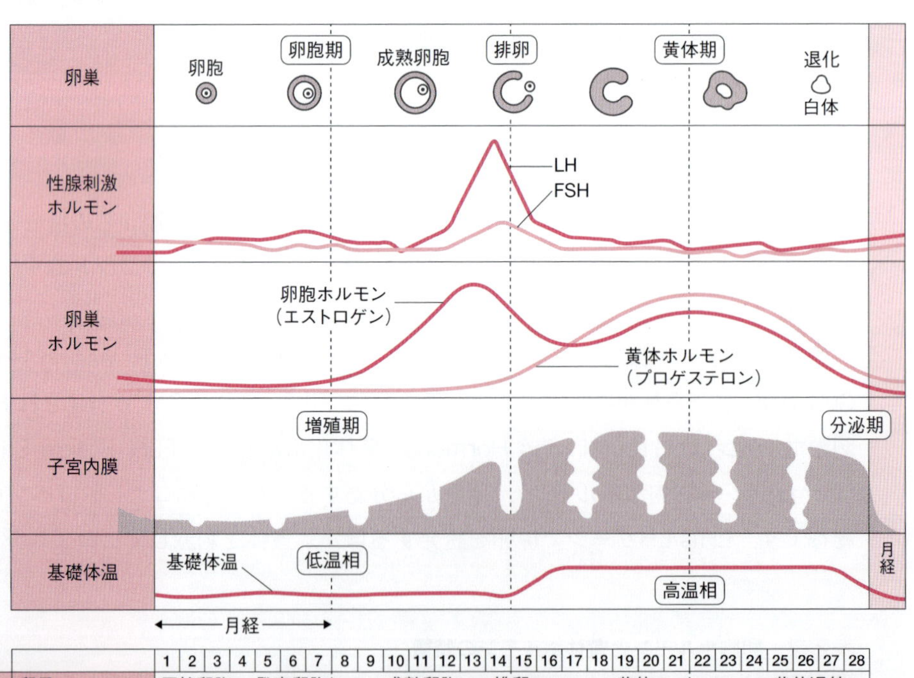

		1	2	3	4	5	6	7	8	9	10	11	12	13	14	15	16	17	18	19	20	21	22	23	24	25	26	27	28
卵巣	卵子	原始卵胞			発育卵胞						成熟卵胞				排卵					黄体						黄体退縮			
	卵巣周期						卵胞期								排卵期						黄体期								
性腺刺激ホルモン	FSH	下垂体から分泌され，卵胞の発育促進													↑														
	LH											正のフィードバックによりLHサージ																	
卵巣ホルモン	卵胞ホルモン	卵胞の成長の過程で分泌される									LHサージに先立ちピーク							排卵後分泌亢進					徐々に減少						
	黄体ホルモン																	排卵後分泌亢進					徐々に減少						
子宮内膜		内膜機能層剥離							子宮内膜増殖（増殖期）											子宮内膜肥厚・湿潤（分泌期）									
基礎体温								低温相													高温相								

LH：Luteinizing hormone，FSH：Follicle Stimulating Hormone

図2-6　月経周期とそれに伴う女性ホルモン，卵巣，子宮内膜，体温の変動

排卵した卵子が受精して着床すると，萎縮せずに妊娠黄体となり妊娠を維持します．

排卵後の卵胞は，“黄体”と呼ばれる内分泌腺組織に変化し，大量のプロゲステロンと少量のエストロゲンを分泌します．プロゲステロンは，エストロゲンとともに子宮内膜を柔らかくし，受精卵を着床しやすくします．受精卵が子宮内膜に着床しなかった場合，黄体は萎縮し，プロゲステロンとエストロゲンの分泌も停止し，内膜が剥がれ血液とともに体外に排出されます．これが月経です．

月経周期とそれに伴う女性ホルモン，卵巣，子宮内膜，体温の変動を**図2-6**に示します．この月経周期におけるエストロゲンとプロゲステロンの作用は，それぞれ分泌時期により女性の身体に影響を与えます．たとえば，体温は排卵時に一時的に下降し，黄体期になると上昇します．基礎体温を測定することにより，この変化を知ることができます．エストロゲン分泌の多い卵胞期とプロゲステロンの分泌の多い黄体期では，それに伴った体調の変化がみられることが多く，便秘や抑うつなど自分の体調を月経周期とリンクさせて体調管理をしていくことも大切です．

chap

3 月経

1．月経時の経血

経血とは，子宮内膜（粘膜）と子宮や腟からの分泌物（粘液），剥離面からの出血のことです．1回の月経血量は約20～140mLと個人差が大きく，血液量としてはそのうちおよそ50mL前後です．月経血は通常フィブリン融解物質が壊死した子宮内膜とともに分泌されるため凝固しません．子宮表面から過剰の出血が起こると，フィブリン融解物質が相対的に不足し，月経血の凝固が起こります．

経血の量を実際に測るのは困難ですが，月経期間中に凝固血がいくつも出る，レギュラーナプキンが1時間もたない，取り出したタンポンがしぼれそうといったときには，量が多いと考えられます．経血の量が多い場合，卵巣の機能低下，子宮筋腫，子宮内膜症などの可能性が考えられます．月経開始後12～24時間に最高の出血量を示し，最初の12時間に次いで24～36時間が多いのが一般的ですが，個人差があります．

体外に出たばかりの経血はほぼ無臭ですが，経血が皮膚常在微生物によって資化された場合，微生物による代謝産物などが時間の経過に伴いにおいを発生します．多くの場合，月経用品を頻回に交換することで解決しますが，頻回に交換しているにもかかわらずにおいが気になる場合は，受診を勧める必要があります．

2．月経移動

月経が大切な試験や旅行などと重なり，十分に力を発揮できなかったり，予定を変更しなければいけない場合があります．また，スポーツの大会などで月経と重ならないようにアスリートにとっても月経移動の知識は重要で，月経を早めたり，遅らせたりすることで，月経と上手につきあっていくことができます．

月経移動は急に思い当たって今日から実行できるものではありません．次回の月経なのか，2～3周期後の月経を移動したいのか，計画的に実施することが必要です．翌日から来る月経をずらすことはできませんが，ぎりぎりで次の月経予定の5日前から飲み始めることができれば，月経を避けたい日まで続けて飲むことで，月経が始まる日を後ろにずらすことができます．**表3-1**は，中・高用量ピルによる月経を早める方法，遅らせる方法をまとめたものです．

そのほか，低用量ピルの服用者であれば，7日の休薬期間をおかずに翌日から次のシー

表3-1　次回の月経を早める薬剤，遅らせる薬剤の特徴（中・高用量ピル）

	月経を早める（短縮）	月経を遅らせる（延長）
作用機序	排卵抑制による月経周期短縮法	黄体期延長による月経周期延長法
商品名	ソフィアーA配合錠，ルテジオン配合錠 （月経周期変更の適応がない薬剤：プラノバール配合錠（中用量），ソフィアーC（高用量））	
用法・用量	ソフィアーA：通常1日2～4錠を1～2回経口投与する．ただし，症状，年齢により適宜増減する． ルテジオン：通常成人1日1～2錠を月経周期第5日より5日間連続投与する．	ソフィアーA：短縮と同様の記載 ルテジオン：通常成人1日1錠を予定月経の3日前から延長希望日まで連続投与する．
服用開始日	月経開始後1～5日目	月経予定の5日前から（月経が順調な場合は月経予定の3日前からの服用可）．
服用終了日	10～14日間服用	月経が開始してもよい日まで（10～14日ぐらい遅延可能）．
消退出血日	服用中止2～3日後	
経血量	排卵がない月経なので，経血量は少ない．	排卵月経なので，いつもと同じ経血量．
注意事項	投与開始が遅れるとホルモン剤投与中でも排卵が起こり，周期の短縮が起こらない． 投与期間が10日未満であると効果は不確実．	破綻出血があれば，2錠/日，3錠/日と漸次増量．
	投与開始の数日間は悪心，嘔吐，頭痛などの副作用が起こることがある．服用を忘れると効果が不確実になり，消退出血が起こるので連日ほぼ決まった時刻に服用する．長期的な副作用や次周期への影響はない．	

表3-2　低用量ピル・LEP製剤による月経周期移動の方法（2～3周期先の月経移動）

種類	低用量ピル 1相性：マーベロン，ファボワール* 3相性：シンフェーズ，アンジュ，トリキュラー，ラベルフィーユ* LEP製剤（1相性） ルナベル配合錠LD・フリウェル配合錠LD*（ルナベル配合錠ULD，ジェミーナ配合錠，ヤーズ配合錠，ヤーズフレックス配合錠はEEが超低用量なので，できれば避ける方がよい）
使用開始のタイミング	低用量ピルを2～3周期前の月経開始1～5日目から1～複数周期使用（休薬期間7日間）． 次の月経に使いたい場合でも使えるが，途中で出血したり，妊娠しているのに使ってしまうこともあるので，早めに開始するのが理想的である．
月経を早める（短縮）	14日間以上を目安に服用（1相性が望ましい）
月経を遅らせる（延長）	24～28日間服用
服薬指導のポイント	• 消退出血による月経量は少ないことがある． • 頻繁に月経移動したい場合は1相性がよい． • 夏休み以降は受験のために月経移動したいと来院する女性が多くなるので，夏休み前の性教育などの機会で月経のことを話す際に，低用量ピルを服用して月経周期を変更できる方法があることを紹介する． • 黄体期開始（月経予定4～5日前）には不適

＊は後発品

トを出血を発来させてよい日まで服用することにより，消退出血を遅らせることができます．低用量ピルやLEP製剤は，中用量ピルと比べて悪心・嘔吐などの副作用が少ないので，早めから開始できるのであれば，低用量ピルを服用したことがない女性が実施する場合でも，低用量ピルやLEP製剤（EE20 μmgのLEP製剤は超低用量なので，できれば避ける）で月経周期を変更するのがもっとも理想的です．月経を延長する場合はどの低用量ピルでも構いませんが，短縮する場合には3相性のピルはプロゲステロンの用量がもっとも多い相の錠剤を選んで服用する必要があります．一般的には，1相性のものを使うことが多いです（**表3-2**）．

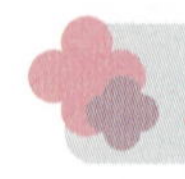

3．月経に関連する症状・疾患

1）月経痛

月経時には，子宮収縮によって内部組織，血液を排出するため軽度の痛みを伴います．月経に随伴して起こる下腹部痛，腰痛のことを月経痛といいます．子宮収縮はプロスタグランジン（以下，PG）などの化学物質により起こるため，月経痛の改善にはPG合成阻害薬である鎮痛剤を服用し，痛みをコントロールします．

厚生科学研究の調査によると，月経痛のために鎮痛剤を使用する女性は20～40歳代女性のうち38.3%おり，その女性たちが選択する鎮痛剤の種類（複数回答可）は医療用医薬品が13.9%，一般用医薬品が87.1%でした．つまり，月経痛のために鎮痛剤を必要とする女性の約9割は，薬局などで鎮痛剤を購入していることになります．

2）月経困難症

月経に随伴して起こる病的症状を月経困難症といいます．下腹部痛や腰痛などの骨盤痛が主な症状で，嘔気，頭痛，下痢，発熱などの随伴症状を伴うことがあります．これらの全身症状は，PGとその代謝物質が体循環に流入したために起こるものとされています．

月経困難症は，器質的疾患の有無で機能性月経困難症と器質性月経困難症に分類されます（表3-3）．無排卵月経では月経困難症はみられず，初経後1年程度経過して排卵周期が安定したころから発症することが多く，一般に痛みの程度に増悪傾向はみられません．若年者では，子宮頸管が狭く柔軟でないために経血が通りにくく，そのため経血を押し出すための子宮収縮が強く月経痛がひどい場合がありますが，思春期から性成熟期に移行する時期や出産などを契機に自然と軽快することもあります．

一方，器質性月経困難症は，初経後数年を経て発症し，症状が増悪する傾向があります．厚生科学研究調査によると，月経痛のために受診したことのある女性は20～40歳代女性のうち約1割で，そのうち半数が子宮内膜症，子宮筋腫，子宮腺筋症などの器質性と診断されています（表3-4）．

3）月経前症候群（PMS）

PMS（Premenstrual syndrome）とは，月経開始の3～10日前から始まるさまざまな心身の変化のことで，食欲不振，頭痛，疲労感，むくみ，乳房緊満感，イライラ，集中力低下など，150以上の症状があると報告されています．PMSの原因は，エストロゲン／プロゲステロン比の異常，脳の神経伝達物質であるセロトニンやエンドルフィンなどが関与しているとされていますが，はっきりと解明されてはいません．ほとんど気づかない人から日常生活に支障をきたすほど重い症状をもつ人もおり，個人差が大きいのが特徴です．唯一診断の目安となるのが症状の現れる時期で，月経開始とともに症状が減退ないし消失します．

表3-3　月経困難症の分類

月経困難症	機能性（原発性）月経困難症	器質的疾患はない（分泌期内膜から産生されるプロスタグランジン（PG）による子宮筋の収縮が疼痛の主な原因である）
	器質性（続発性）月経困難症	子宮筋腫，子宮内膜症，子宮腺筋症など月経困難症の背景に器質的疾患がある．

表3-4　子宮筋腫，子宮内膜症，子宮腺筋症の病態と治療法

子宮筋腫	病態	・子宮筋層内の平滑筋成分から発生する良性腫瘍であり，もっとも多くみられる女性生殖器腫瘍．
	治療法	・子宮筋腫核出術や薬物治療などがある．しかし，筋腫核だけを取り除いても，別の筋腫の芽が大きくなって再発する可能性があるため，子宮筋腫の根治療法は子宮全摘出しかないが，閉経とともに症状が緩和される．基本的には根治的治療よりも，困っている症状を抑え，最大限に日常生活を楽しめるように薬物治療を行なう． ・薬物治療は，いわゆる対処療法としての薬剤（鎮痛剤，造血剤，止血剤など）のほかに，ホルモン剤，漢方薬がある．子宮筋腫に保険適応が認められているのは，子宮内膜症に適応のあるホルモン療法4種類（①ピルによる偽妊娠療法，②ダナゾール療法，③GnRHアナログ製剤（ゾラデックスを除く），④ジエノゲスト）のうち，③のみとなっている．
子宮内膜症	病態	・子宮内膜様組織が本来の正常な位置，すなわち子宮腔内面以外の組織や臓器などに異所性に存在し，増生するために生じた病態をいう．
	治療法	・医学的に再発の時間をもっともかせぐことができるのは的確な保存手術（腹腔鏡が望ましい）で，欧米の医療では腹腔鏡下手術（兼診断）が薬物治療前の第一選択となっている．薬物治療は，いわゆる対症療法としての薬剤（鎮痛剤，ロイコトリエン受容体拮抗薬など）のほかに，ホルモン薬，漢方薬があるが，子宮内膜症を一時的に緩和するだけである． ・保険適用のある薬剤として，ルナベル配合錠，ダナゾール療法，GnRHアナログ製剤，ジエノゲストがある．その他，対症療法として，月経痛を緩和する目的で鎮痛剤が有効である．
子宮腺筋症	病態	・かつては子宮内膜症を内生子宮内膜症と外生子宮内膜症に分けていたが，両者が異なる疾患であることから，分類され内生子宮内膜症につけられた名称が子宮腺筋症である．組織学的に，子宮筋層に異所性子宮内膜組織が認められ，筋層は肥厚している．子宮内膜が子宮筋層内に生育しているために，生理の時期になると子宮筋層内で内膜がはがれて出血を起こす．子宮が大きくなるという点では子宮筋腫と似ており，月経痛や不妊症の原因になるという点では子宮内膜症に類似している．エストロゲンが原因と考えられている．
	治療法	・治療法は外科的治療と薬物治療に分けられるが，実際に行なわれる治療としては薬物治療が主であり，ホルモン療法が中心である． ・ディナゲスト（ジエノゲスト）が子宮腺筋症に伴う疼痛の改善で新たに保険適用となった．

欧米などに比べると，わが国ではまだPMSに関する知識の普及が不十分です．月経前の不快な症状がPMSであるという認識が十分ではないために，適切なケアがされていない女性が多くいます．また，病状を自覚していても医療機関を受診する人はごくわずかです．治療は一般的にホルモン療法と対症療法があり，低用量ピル，利尿剤，非ステロイド性抗炎症薬，選択的セロトニン再取り込み阻害薬が有効です．

月経に関連した相談やイライラ，肌荒れなどの相談を受けた際，PMSかどうか気づくこと，そして必要な場合には利尿剤（浮腫の緩和），鎮痛剤（頭痛，骨盤痛の緩和），精神安定剤（イライラ，不安の緩和）など，短期の対症療法もあるので，婦人科への受診を勧めましょう．

4．月経異常

月経異常とは，月経がない，月経周期が長い・短い，月経時の出血量が多い・少ない，

知っておこう！ PMSかどうかを見分ける3つのポイント

①同じ症状が周期的に起こっているか？

②症状の起こる時期が排卵の後から月経までの間か？

③日常生活に影響を及ぼすくらい症状が重いか？

PMSの身体的症状（P），精神的症状（M），社会的症状（S）（52項目）

身体的症状（25項目）	精神的症状（15項目）	社会的症状（12項目）
□下腹部が痛い	□イライラする	□いつもの通り仕事ができない
□腰痛	□怒りやすい	□整理整頓したくなる
□下腹部がはる	□攻撃的になる	□自分の健康管理ができない
□頭痛	□無気力	□物事が面倒くさくなる
□頭が重い	□憂うつになる	□女性であることがいやになる
□肩こり	□自分をつまらない人間だと思う	□月経がいやになる
□めまい	□弱気になる	□他人と口論する
□手足の冷え	□涙もろい	□家にひきこもる
□食欲が増す	□不安が高まる	□誰も理解したり支えてくれないと思う
□食欲がなくなる	□気分が高揚する	□一人で居たい
□下痢	□気分が集中できない	□家族や友人への暴言
□便秘	□気分を抑制できない	□人づきあいが悪くなる
□食物の嗜好の変化	□能率が低下する	
□むくみ	□性欲が高まる	
□のどが渇く	□性欲が減退する	
□乳房が痛い		
□乳房がはる		
□にきびができやすい		
□肌荒れ		
□化粧ののりが悪い		
□疲れやすい		
□眠くなる		
□おりものがふえる		
□身体がスムーズに動かない		
□アレルギー症状		

月経周期が不規則，初潮が早い・遅いなど，さまざまな状態をいいます．無月経，稀発・頻発月経，過多・過少月経などの症状の診断により，それぞれ治療方法が異なります．

無月経は，第一度無月経と第二度無月経に分類されます．第一度無月経は，卵胞はある程度発育し，エストロゲンは分泌されていますが，排卵が起こらないためにプロゲステロンが分泌されず，消退出血を起こしうる程度の無月経をいい，プロゲステロン製剤の補充（ホルムストローム療法）により月経は起きます．第二度無月経は，エストロゲンがほとんど分泌されない状態で，プロゲステロン製剤を補っても月経は起こりません．無月経の治療法としては，ホルモン剤を周期的に投与して月経を起こす方法（カウフマン療法）が代表的です．なお，挙児希望がある場合には，クロミフェンやhMG-hCG療法が施されます．

稀発・頻発月経の治療方法の1つに，プロゲステロン製剤を補充するホルムストローム

知っておこう！ セルフチェックに必要な月経に関するさまざまな定義を理解しておきましょう！

分類	用語	定義	備考
初経の異常	早発月経	10歳未満で初経発来したもの	早期思春期の一部分の症状で，早発陰毛症や早発乳房症を伴うことが多い．
	遅発月経	15歳以上で初経発来したもの	―
	原発性無月経	18歳になっても初経が起こらないもの	ゴナドトロピンが高値の場合はターナー症候群と性腺形成不全などの病態を疑い，低値の場合は視床下部，脳下垂体性の疾患が疑われる．
月経周期の異常	頻発月経	月経周期が24日以内にくり返すもの	卵胞期の短縮，黄体期の短縮（黄体機能不全）および無排卵性月経などで基礎体温測定により判別できる．
	稀発月経	月経周期が39日以上（3ヵ月未満）	―
	続発性無月経	月経が3ヵ月以上停止したもの	―
	不整周期	25～38日の正常周期にあてはまらない月経	―
持続日数の異常	過短月経	月経持続日数が2日以内	子宮発育不全や無排卵症，黄体機能不全を合併することが多い．
	過長月経	月経持続日数が8日以上	子宮筋腫，子宮体がんなどの器質性疾患，無排卵症などの機能性疾患などの際にみられる．
量の異常	正常月経の出血量	20～140mL	―
	過多月経	経血量が異常に多いもの（140mL以上）	子宮筋腫，子宮腺筋症などの器質性疾患や血液凝固障害に伴うことが多い．
	過少月経	経血量が異常に少ないもの（20mL以下）	過多月経とともに患者の訴えによるので厳密ではない．
月経時の随伴症状	月経困難症	月経期間中に随伴して起こる病的症状	代表的な症状：下腹痛，腰痛，腹部膨満感，吐気，頭痛，疲労・脱力感，食欲不振，イライラ，下痢，憂鬱など．
	月経前緊張症（月経前症候群；PMS）	月経開始の3～10日前から始まる精神的・身体的症状で，月経開始とともに減退ないし消失するもの	代表的な症状：イライラ，のぼせ，下腹部膨満感，下腹痛，腰痛，頭重感，乳房痛，落着かない，憂鬱など．
その他のトラブル	排卵痛	排卵に伴う卵胞破裂の卵胞液の放出や出血が近くの腹膜を刺激する痛みであり，排卵期出血はエストロゲンの分泌変化による子宮内膜の反応出血であるため，生理的な症状である	―
	機能性子宮出血	月経と器質的病変によるものを除く	―
閉経の時期の異常	早発閉経	43歳未満の閉経	エストロゲン低下による自律神経失調症や骨粗鬆症の治療や予防が必要である．
	遅発閉経	57歳以上の閉経	―

療法があります．この治療も挙児希望の有無により治療法が変わります．

過多月経は，器質性過多月経（子宮筋腫，子宮内膜症など），機能性過多月経（ステロイドホルモン分泌異常やその他の原因による過多月経）に分けられます．器質性過多月経の場合は，原疾患の治療を優先させます．機能性過多月経に対しては，低用量ピルを用い内

知っておこう! 女性アスリート外来

女性アスリートに多い健康問題として，無月経，low energy availability（利用可能エネルギー不足），骨粗鬆症があげられます．これらは「女性アスリートの三主徴」と呼ばれています．

現在，東大病院や順天堂大学病院では女性アスリート外来が開設されています．女性アスリート特有の健康問題に対し，障害予防やコンディショニングの点から診療を行なっており，スポーツに参加する女性が健康で競技生活を長く送ることができるよう診療を行なっています．「無月経＝婦人科」と単純化せず，女性の社会的背景を考慮し，女性アスリート外来などの情報提供もあわせて行ないましょう．

膜の発育を抑制する方法や止血薬を用いる方法などがあります．一方，過少月経の治療方法にはカウフマン療法が有効です．

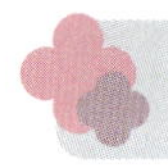

5．月経と薬物治療

薬物による月経関連の症状の改善には，症状や原因により，GnRHアゴニスト，ダナゾール療法，低用量ピルなどのホルモン療法と，鎮痛薬，鉄剤，SSRIなどの対症療法が選択されます．

1）ホルモン療法

①GnRHアゴニスト（表3-5）

GnRHアゴニストはGnRHレセプターと結合し，一時的にはFSHやLHの分泌が亢進します．しかし，反復投与することによって，脳下垂体の細胞の細胞膜上のレセプターが不足状態になり，その結果GnRHアゴニストは作用することができなくなります．その結果，FSH，LHの分泌は著しく抑制され，FSH，LHの卵巣への刺激が低下し，卵巣からエストロゲン分泌が低下し，一時的に排卵と月経が止まる閉経状態となります．これにより内膜症病変は一時的に縮小し，子宮平滑筋細胞は萎縮や変性を引き起こして筋腫が縮小し，子

表3-5　GnRHアゴニスト

剤型	一般名	商品名	特徴
点鼻薬	ブセレリン酢酸塩	スプレキュア点鼻液	使用頻度は毎日で，調節性に優れ，中止や減量しやすい． 子宮筋腫の適用もある．
	ナファレリン酢酸塩	ナサニール点鼻液	
注射薬	ブセレリン酢酸塩	スプレキュアMP皮下注用1.8	使用頻度は4週に1回で，使い忘れがない．
	リュープロレリン酢酸塩	リュープリン注射用1.88	
	ゴセレリン酢酸塩	ゾラデックス1.8mgデポ	

宮内膜症，子宮筋腫それぞれの症状は軽快します．エストロゲンは閉経後のレベルになるため，更年期障害様症状が出現し，骨量が減少するため，連続使用は6ヵ月を限度とします．GnRHアゴニスト療法を6ヵ月行なうと，骨密度は3〜5%低下することが示されています．

GnRHアゴニスト製剤は，薬剤の活性と投与経路の違いによってエストロゲン分泌抑制の強さに差があり，リュープリン注射用1.88，ゾラデックス1.8mgデポ＞スプレキュアMP皮下注用1.8＞ナサニール点鼻液＞スプレキュア点鼻液の順に作用が強くなります．エストロゲン抑制の強い薬剤ほど投与期間中の性器出血の発現頻度は低率ですが，更年期障害様症状の発現や骨量への影響が大きくなり，投与終了後，排卵回復までに要する日数も長くなります．点鼻薬は連日使用，注射薬は4週に1回皮下注射します．

②ダナゾール

ダナゾールとジエノゲストは子宮筋腫の保険適用がなく，子宮内膜症のみが保険適応となっています．ダナゾール（商品名：ボンゾール）療法は，エチステロン誘導体（合成男性ホルモン）で，ゴナドトロピン分泌を抑制し，エストロゲン分泌を抑制します．子宮内膜病巣に対する直接作用もあります．副作用として男性ホルモン特有の体重増加，男性化徴候，肝機能障害，血栓症などがありますが，骨量は減少しません．副作用のため4ヵ月を超える投与の安全性は確立していません．1回100〜200mgを1日2回月経周期第2〜5日より約4ヵ月連用しますが，副作用が多いため，この治療法は年々減少しています．

③ジエノゲスト

ジエノゲスト（ディナゲスト錠1mg，OD錠1mg）は子宮内膜症の治療薬で，この治療法を選択する人が増えています．

ジエノゲストは，第4世代のプロゲストーゲンで強いプロゲステロン活性をもちますが，アンドロゲン活性はないため，ダナゾールの副作用である体重増加や男性化徴候などの心配がありません．1回1mg，1日2回，月経周期2〜5日目より経口投与します．プロゲステロン作用があるので，副作用として黄体ホルモン特有のほてり，頭痛，めまい，動悸，抑うつなど月経前症候群（PMS）に類似した症状が現れることがあります．また，不正出血がみられることもあります．また，2016年12月に“子宮腺筋症に伴う疼痛の改善”が新たにディナゲストの効能・効果に追加され，今までディナゲストの慎重投与として記載されていた子宮腺筋症の治療方法が大きく前進しました．

④LEP製剤と低用量ピル

LEP製剤は治療を目的に，低用量ピルは避妊を目的として承認されている製剤です．LEP製剤は保険適用され，低用量ピルは自費です．どちらの製剤も子宮内膜の増殖を抑制して月経血の減少，さらに月経に伴う疼痛を緩和します．ほかのホルモン剤に比べて病変

表3-6　低用量エストロゲン・プロゲストーゲン配合剤（LEP製剤）

<table>
<tr><th rowspan="2"></th><th rowspan="2" colspan="2">卵胞ホルモン</th><th rowspan="2" colspan="2">黄体ホルモン</th><th colspan="2">PTPシート</th><th rowspan="2">販売開始日</th><th rowspan="2">薬価（円）（2018年）</th><th colspan="2">適応症</th></tr>
<tr><th>実薬</th><th>プラセボ</th><th>月経困難症</th><th>子宮内膜症に伴う疼痛の改善</th></tr>
<tr><td>ルナベル配合錠LD</td><td rowspan="6">エチニルエストラジオール（EE）</td><td>0.035mg</td><td rowspan="3">ノルエチステロン（NET）</td><td rowspan="3">1mg</td><td rowspan="3">21錠</td><td rowspan="3">—</td><td>2008年7月</td><td>270.1/錠（5,672/シート）</td><td>○</td><td>—</td></tr>
<tr><td>ルナベル配合錠ULD</td><td>0.02mg</td><td>2013年9月</td><td>336.4/錠（7,064/シート）</td><td>○</td><td>—</td></tr>
<tr><td>フリウェルLD*</td><td>0.035mg</td><td>2015年12月</td><td>170.4/錠（3,578/シート）</td><td>○</td><td>—</td></tr>
<tr><td>ジェミーナ配合錠</td><td>0.02mg</td><td>レボノルゲストレル（LNG）</td><td>0.09mg</td><td>21錠</td><td>—</td><td>2018年10月</td><td>314.1/錠（6,596/シート）</td><td>○</td><td>—</td></tr>
<tr><td>ヤーズ配合錠</td><td>0.02mg</td><td rowspan="2">ドロスピレノン（DSPR）</td><td rowspan="2">3mg</td><td>24錠</td><td>4錠</td><td>2010年11月</td><td>7,097/シート</td><td>○</td><td>—</td></tr>
<tr><td>ヤーズフレックス配合錠</td><td>0.02mg</td><td>28錠</td><td>—</td><td>2017年4月</td><td>275/錠（7,700/シート）</td><td>○</td><td>○</td></tr>
</table>

＊：ルナベル配合錠LDの後発品

の萎縮効果は少ないものの，長期投与が可能です．とくに過多月経のある人や，子宮内膜症が疑われるものの機能性月経困難症との鑑別ができないような若年女性には，月経痛緩和と内膜症進展抑制の両方の効果が期待できます．また，GnRHアゴニスト療法後の再発予防にも有効です．低用量ピルの避妊効果については4章で詳しく解説します．

表3-6はLEP製剤の一覧です．2008年7月より，ルナベル配合錠（2013年にルナベル配合錠LDに名称変更）が月経困難症治療薬として販売開始されました．エチニルエストラジオールを0.035mg含有しており，2015年には後発品としてフリウェルLD錠が販売開始されています．2013年には，エチニルエストラジオール0.02mgと超低用量のルナベルULDが販売開始されています．服用方法は実薬を21錠服用後7日間休薬と，低用量ピルと同じです．

また，ヤーズ配合錠が2010年11月に月経困難症治療薬として販売開始され，2017年4月にはヤーズフレックス配合錠が販売開始されました．これらはエチニルエストラジオール0.02mgの超低用量ピルと第4世代のプロゲステロン製剤ドロスピレノンとの配合剤です．月経困難症の適応がありますが，血栓症のリスクが高くなるとの緊急安全性情報が出されていますので，ふくらはぎのはりなど血栓症の初期症状について情報提供が必要です．なお，服用方法が低用量ピルやルナベル錠と異なり，ヤーズ配合錠は実薬を24錠服用し，プラセボを4錠服用します．また，ヤーズフレックス配合錠は子宮内膜症に伴う疼痛の適用もあるため，最大120日間連続投与することができ，服用方法が他の製剤とはまったく異なっています（**図3-1**）．

2018年10月よりジェミーナ配合錠が販売開始され，EE20μgと第2世代のプロゲストーゲンであるレボノルゲストレルのLEP製剤が新たに追加されました．

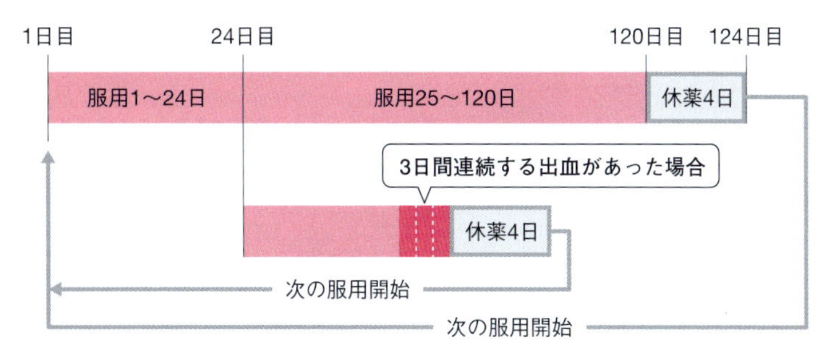

ヤーズフレックス配合錠の服用方法

- 服用開始から24日目までは出血の有無にかかわらず1日1錠服用する
- 25日目以降に3日間連続で出血があらわれた場合，または120日連続で服用した場合，その翌日から4日間服用を中止する
- 4日間服用を止めた後は，出血が終わっていても続いていても服用を再開する

図3-1　ヤーズフレックス配合錠の服用方法

⑤カウフマン療法

月経周期の前半期（10日間程度）にエストロゲン製剤を投与し，引き続き後半期（11日間程度）にプロゲステロン製剤とエストロゲン製剤またはEP合剤を投与します．これを数周期くり返し，周期性変動をエストロゲンとプロゲステロンを順次投与することにより再現する方法です．通常，3〜4周期ほど連続して行ない，視床下部－脳下垂体機能を抑制した後に投与を中止すると跳ね返り現象により無月経，排卵障害が改善されます．改善されない場合は，再度行なうか，ホルムストローム療法に移行して治療を継続します．

⑥ホルムストローム療法

クロミフェン無効で，卵胞からある程度エストロゲンが分泌される第一度無月経が適応で，月経周期の10〜15日目から10〜14日間プロゲスチン製剤を投与して，消退出血を起こす治療法です．

2）鎮痛剤

表3-7に月経痛に適応のある一般用医薬品を，**表3-8**に月経痛または月経困難症の適用がある医療用医薬品をまとめました．スイッチOTCでもあるイブプロフェン製剤は，とくに末梢でのPG合成阻害作用が強いとされ，月経痛に対する一般用医薬品の中で第1選択薬になります．アスピリンは子宮における感受性が弱いため，あまり選択されません．アセトアミノフェン（A），カフェイン（C），エテンザミド（E）が配合されたACE処方は，相乗効果があり，消化管障害などが少ないため使用しやすいです．そのほか，カフェインや催眠鎮静成分は鎮痛作用を相乗的に高める効果があります．また，カフェインは月経によるむくみに対して利尿効果，中枢興奮作用による眠気の除去，疲労感を取り除く効果などがあり，催眠鎮静成分は月経時のイライラや眠れないなどの精神症状に対して期待できま

表3-7　月経痛に適応のある一般用医薬品製剤の配合成分

分類			一般名	特徴
解熱鎮痛薬	NSAIDS	サリチル酸系	アスピリン	喘息の誘発，ライ症候群などに注意する.
			エテンザミド	エテンザミドだけという製品はなく，他の成分と配合されている.
		プロピオン酸系	イブプロフェン	OTCは15歳未満の小児は服用できない.
			ロキソプロフェンナトリウム	第1類医薬品．2015年に第2類への変更が検討されたが，副作用を考慮し変更されていない．数年で6例なので非常にまれではあるが，副作用“小腸・大腸の閉塞，狭窄”の注意喚起を忘れないこと.
		ピリン系	イソプロピルアンチピリン	他の薬剤より比較的強い効果が期待できるが，ピリン疹に注意する．他の鎮痛剤に配合されている.
	その他	アセトアミノフェン		小中高生用はアセトアミノフェン製剤が主だが，催眠鎮静成分やカフェインが含有されている製品もある.
催眠鎮静薬	アリルイソプロピルアセチル尿素			鎮痛効果を高めるが，眠気を誘発する.
	ブロムバレリル尿素			
中枢神経興奮薬	カフェインまたは無水カフェイン			鎮痛効果を高めるが，過剰摂取に注意.
抗炎症薬	トラネキサム酸			抗炎症効果を高める.
消化器系薬	乾燥水酸化アルミニウムゲル			制酸薬
	ヒドロタルサイト			
	グリシン			胃粘膜保護成分
	酸化マグネシウム			胃粘膜保護，およびイブプロフェンの吸収速度を速める.
漢方製剤				月経不順，生理痛などの改善.
ビタミンB_1				発熱などで消耗されたB_1の補充.

表3-8　月経痛または月経困難症の適用がある医療用医薬品

分類			一般名	特徴
解熱鎮痛剤	NSAIDS	サリチル酸系	アスピリン	• 子宮における感受性が弱い • アスピリン・ダイアルミネートは胃障害が少ない製剤とされている
			アスピリン・ダイアルミネート	
		プロピオン酸系	イブプロフェン	• OTCとしても使われており，月経困難症の適用
			ナプロキセン	• 月経困難症の適用
		アリール酢酸	ジクロフェナクナトリウム	• 消炎，鎮痛作用が強い • 胃障害などの副作用の発現が多い
		アントラニル酸系	メフェナム酸	• ほかのNSAIDSと同様に脳症憎悪の可能性がある
	その他	アセトアミノフェン		• 視床と大脳皮質の痛覚閾値の上昇効果による中枢性の鎮痛作用 • 鎮痛効果はアスピリンと同じくらいで，緩和な痛みに限られ，抗炎症作用は弱い
女性ホルモン製剤	黄体ホルモン	プロゲステロン		製品名：プロゲホルモン，ルテウムなど
	卵胞ホルモン・黄体ホルモン	メストラノールまたはエチニルエストラジオール＋ノルエチステロンまたはクロルマジノン酢酸エステル		製品名：ソフィアA，ルテジオン，プラノバールなど
		エチニルエストラジオール＋ノルエチステロンまたはノボノルゲストレルまたはドロスピレノン		LEP製剤 (Low Dose Estrogen-Progestin) 製品名：ルナベル，ジェミーナ，ヤーズなど

すが，依存傾向に影響するとの報告もあります．痛みが軽く，ほかに症状がない場合には，アリルイソプロピルアセチル尿素を含有したイブA錠を勧めるのではなく，イブプロフェン単独のイブを勧めるなど，不要な成分，必要な成分を十分に見極めましょう．また，短期的な投与による依存は心配ありませんので，必要なときには我慢せず，過剰服用にならないように注意して，早めに服用するようアドバイスすることも大切です．

一方，医療用医薬品には，アセトアミノフェンなどのほか，ジクロフェナクナトリウムなど強力な抗炎症，鎮痛効果をもつものがあります．疼痛が強い症例に有効ですが，消化管障害などの副作用の頻度が高くなります．また，疼痛が強いときには，坐薬が有効です．PGの放出は月経開始後の最初の48時間がもっとも高くなるため，服薬のタイミングを逃すことなく鎮痛剤を月経開始直後から服用するなどの工夫が必要です．

3）その他の月経関連の薬

①漢方薬

月経困難症，月経痛の治療の選択肢の1つに漢方薬があります．漢方を処方するうえで各患者の「証」を的確に判断し，それに対応した処方を行なうことが重要です．

月経困難症の適応があるものとして，当帰芍薬散，加味逍遙散，桂枝茯苓丸，大黄牡丹皮湯，温清飲，桃核承気湯，温経湯があります．また，月経痛の適応があるものには，五積散，通導散，当帰建中湯，当帰芍薬散・加附子があります．

甘草を含む製剤は，偽アルドステロン症が現れることがあり，血清カリウム値や血圧値などに十分留意し，異常が認められた場合には服用を中止します．

②鉄剤

胃や十二指腸の潰瘍や痔などの出血性疾患がないのにヘモグロビン濃度が10g/dL以下の慢性貧血（WHOによる貧血の基準はヘモグロビン濃度：成人女性12g/dL以下）になっている場合は，子宮筋腫などによる過多月経の可能性があります．貧血の進行度が緩序な場合，高度の貧血にもかかわらず自覚症状に乏しいことが多いですが，貧血は軽視してはいけません．

食物中からの鉄吸収率は約10%以下と低く，1日に体内に吸収される鉄は平均約1mgです．成人男子の鉄排泄量は1日1mgで，これによって摂取量とのバランスをとっています．一方，女性は月経のため鉄の喪失が男性より多く，1日に吸収すべき鉄の量は1.5～2.5mgとされています．このため，食生活の改善だけでは限界があり，経口鉄剤（吸収率は投与量の約25%）が第1選択薬になります．通常1～2ヵ月で貧血が改善されます．服薬指導するうえで，貯蔵鉄を充満させることを目標に約6ヵ月程度服用が必要であることや，便が黒色調になること，十分な量の水とともに服用し，直ちに飲み下すこと，またタンニン酸含有食品やセフジニルやキノロン系など一部の薬剤は鉄の吸収を妨げるため，併用できないことに留意しなければいけません．

硫酸鉄の添付文書には，吸収率の高い食前の服用が推奨されていますが，胃腸障害（悪心，腹痛，下痢，便秘）を回避するために食後の服用が可能です．クエン酸第一鉄は食事や胃酸の影響を受けにくいため，食後に服用することとなっています．胃腸障害の軽減のために徐放化されている製剤が多いですが，非徐放性製剤であるクエン酸第一鉄も，胃腸粘膜を刺激する鉄イオンを遊離しないため，胃腸障害は比較的少ないです．なお，鉄剤が腸管内で硫化水素と結合することで腸蠕動を抑制するため，便秘になりやすくなります．

③月経前症候群（PMS：Premenstrual syndrome）の治療薬

現在，日本でPMSの治療薬として保険適用されている薬剤はありません．そのため，各症状に応じて治療薬が選択されています．むくみには利尿剤，頭痛や骨盤痛に対しては鎮痛剤，精神症状に対しては抗不安薬や抗うつ薬が使われています．とくにPMSの発症に関与が指摘されているセロトニンの活性化をはかるSSRI（選択的セロトニン再取り込み阻害薬）が有効であるとの報告があります．

そのほか，月経痛の緩和に代替療法の1つとして，精油（アロマテラピー）を使用するケースもあります．精油は体内に入り，さまざまな作用をする物質でもあるため，たとえばケトン体を多く含む精油など，妊婦に禁忌とされるものもあります．

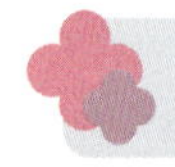

6．月経関連用品

1）生理用ナプキン

表3-9にナプキンの構造上の分類と特徴を示します．表面材の種類，ナプキンの大きさや厚さ，羽根つきなどさまざまな形状があり，最近では消臭効果のあるものや香りがついているものもあります．月経についてはそれぞれが抱えている問題が異なるため，個々の問題に応じて選択することが大切です．

そのほかのナプキンとしては，“パンツタイプのナプキン”や“布ナプキン”などがあります．ショーツタイプはおむつのように装着するタイプで，現在，花王が販売しています．経血量が非常に多い場合や，震災時などで水が使えない場合，術後の出血がある場合などに非常に便利です．思春期の女性は経血量が安定せず，下着や寝具などを汚してしまいがちなので，月経にまだ慣れていない女性にもお勧めできます．

布ナプキンは，普通のナプキンでかぶれてしまうなど，皮膚のトラブルを抱えた女性に最適です．洗うのが煩わしいなどの声もありますが，布ナプキンの洗い方は，「もみ洗い」「浸け置き」「乾かす」が基本で，普段の下着と同様に洗濯機で洗うことができますし，ごみを出さないという環境にも優しい製品です．以前は「流せるナプキン」もありましたが，現在はありません．海外ではナプキンをトイレに流す習慣のある国もあり，排水の詰まりなどが問題となるため，外国人観光客などに流さないように情報提供する必要があります．

表3-9　生理用ナプキンの構造上の分類と特徴

特徴	タイプ	解説
表面材	コットン (不織布)	細い繊維を絡ませた繊維で，ふんわりとしたやさしい肌触りが特徴．経血をすばやく吸収するよう表面に孔を開けたタイプもある．
	メッシュ (開孔フィルム)	薄いフィルム表面に孔を開けたメッシュ状シート．経血をすばやく吸収しもどらないしくみ．肌触りがサラッとしているのが特徴．ドライタイプともいう．
製品の厚み	厚型	一般的に断面の厚みが4～7mm程度の基本サイズ．
	薄型(スリム)	断面の厚みは2～3mmと薄く，携帯にも便利．
製品の長さ・幅	軽い日用	20cm未満の長さで，月経後半，経血量が減少した時期に便利．
	昼用・普通の日用	標準的な長さ(20～23cm)
	夜用・多い日用	昼用・普通の日用よりも長く，幅の広いタイプ．量が多いとき，もれが心配なときに安心して使用できる．目安として長さ23cm以上．夜用は，就寝時の背中方向に流れる経血に対応した工夫がされているものが多い．
ウイング(羽)	ウイングなし	シンプルで初めてでも使いやすい．
	ウイングタイプ	ウイングでショーツにしっかりと固定するためナプキンのズレやヨレを防ぐ．取る際にテープをはがす音が気になる場合がある．
その他の製品	ショーツタイプ	おむつのようにはくタイプなので，夜中に寝具などを汚すことなく，安心して睡眠をとることができる．量が非常に多い場合や，震災時，術後の出血などにも役立つ．5個入りで400円前後．
	布ナプキン	昼用，夜用，3D立体布など，さまざまなタイプがあり，かわいいデザインになっている． 洗い方やもれの心配などに関するQ&Aなどの詳細はNunona.jpでみることができる．

ナプキンの構造をしっかりと理解し，それにあった製品を選択してもらえるようにすることが大切です．同じ製品を月経期間中使い続けるのではなく，昼間と夜間で使い分けるなど，性教育の一環としてこれらの情報も提供できることが理想的です．

表3-10は初経期児童へのアドバイスの例です．自分の地域の学校ではどのような教育が行なわれているのかを調べ，支援できるよう学校と協力したり，店内ではわかりやすいようにポップを工夫してみましょう．

2) 月経専用ショーツ

月経専用ショーツは伸縮性があり，ナプキンがずれたりよれたりしにくいためもれることが少なく，ショーツについてしまった経血を簡単に洗濯することができます．月経専用ショーツにより，ムレやかゆみが増加するときは，コットンタイプなど通気性のよい素材の月経専用ショーツを選択すると解決することがあります．

3) タンポン

タンポンは，腟に入れて直接経血を吸収する月経用品です．脱脂綿やレーヨン綿を原料にし，これを円筒状に小さく圧縮して形成されています．これが経血を吸収する吸収体で，経血の吸収量により，表3-11のように分類されます．

また形状の違いにより，アプリケータータイプとフィンガータイプがあります．アプリケータータイプは，タンポン本体がプラスチックの筒(これをアプリケーターという)に入っており，その筒を押し出してタンポンを挿入します．挿入するときに手がタンポンに

表3-10　初経期児童へのアドバイスの例

トラブル	アドバイスの例
かぶれや かゆみがある	• 頻繁に取り替える. • 表面材が柔らかいタイプ（コットンタイプ）とさらっとしたタイプ（メッシュタイプ）があるので使い分ける. • 通気性の改善や摩擦刺激を減らす工夫など皮膚トラブルに着目した商品を使用してみる. • 股のかぶれの場合は，ショーツがきつくないものにする，羽つきを羽なしにするなど工夫する. • 紙ナプキンが合わない場合は，布ナプキンを使用してみる. • タンポンを使用する. • 月経の後半で薄くて小さい軽い日用に変更する.
もれることがある	• どのようなとき（座っているとき，動いているとき，寝ているとき，経血量が多いときなど）にもれるのか確認する. • ナプキンの前後を間違えていないか，またナプキン装着の位置を調整する. • 座っているときにもれる場合は，座っているとき用などを選ぶ. • 後ろもれをガードするため35～40cmの長いものを使用する. • 横もれをガードするため幅を広くしたワイドタイプや羽つきを使用する. • おしりの部分にもう1つナプキンをあてる. • 寝るときに布団を汚さないようにバスタオルなどを敷く. • 月経専用ショーツを2枚使用する. • ギャザーつきやカーブの形状安定など立体的に体にフィットするものを使う. • まるごとおしりを包むショーツタイプナプキンを使用する. • 長時間トイレに行けないときは，昼間でも夜用ナプキンを使用する. • タンポンとナプキンを併用する.
ナプキンがずれる	• 下着がゆるくないか確認する. • 羽つきにし，きちんと固定する.
違和感がある	• 普通タイプ（断面の厚み4～7mm）の約半分の厚さであるスリムタイプ（断面の厚み2～3mm）を使う.
においが気になる	• 頻繁に取り替える. • 洗浄ビデやシャワートイレなどで洗い流すなど清潔に保つ. • コロンや香水などを使う. • 消臭成分が配合されているナプキンを選ぶ.
廃棄に困る	• ナプキンは燃えるゴミに捨ててよい. • 捨てる際に紙に包んで捨てる. • すぐに廃棄できないことも予想し，ポーチに袋をいれておく.

知っておこう！　下着やシーツを汚してしまったら

経血のもれで下着やシーツを汚した場合，乾燥すると汚れが落ちにくくなるため，できるだけ早く微温湯（30℃前後）で予備洗浄し，汚れを緩ませてから洗剤をつけもみ洗いしましょう．高温で洗濯すると，血液の蛋白は凝固して落ちにくくなります．洗剤をつけて少し水につけておいたり，漂白剤などを使用するなどしても効果的です．

触れないのが特徴で，操作は簡易ですが，長さが約10cm以上あってかさばるため，今では容量を小さくしたコンパクトアプリケーターもあります．一方，フィンガータイプは，タンポンを直接指で挿入するタイプで，衛生的に使用できるようにフィンガーキャップがついています．

取り出し方はアプリケータータイプもフィンガータイプも共通で，取り出し用ヒモが吸収体に固定されていて，使用後はこのヒモを引いて取り出します．

表3-11　タンポンの特徴と使い方

形状	アプリケータータイプ：タンポン本体がプラスチックの筒（アプリケータ）に入っている． フィンガータイプ：アプリケータなしのタイプで，挿入時に痛みを感じる人もいる．
種類	軽い日用，普通の日用，多い日用，とくに量の多い日用．
その他	コンパクトサイズがある．アプリケータータイプだと，ポーチなどに入れやすい．アプリケータをパチンと音がするまで引き伸ばして使用する．
使い方	①ひもが抜けないか，先が割れていないかなどを確認する． ②ズボンや下着をひざ下までおろすと入れやすい． ③息を吐きながら，リラックスしてゆっくり挿入する． ④アプリケータータイプはひもをひっぱらないようにして，筒を取り出す． ⑤取り出すときは，ひもを引き，ゆっくりと取り出し，トイレットペーパーを数枚重ねた上に出す． ⑥取り出したタンポンで，白い部分があり取り出しにくい場合は，1つ量の少ないタイプを使用する．

知っておこう！　タンポン使用上の注意

①経血量に応じて必要最小限の吸収量のタンポンを使い分ける．

②タンポンの連続使用を避けるため，ナプキンと交互に使用するか，経血量の多い月経前半期のみタンポンを使用し，それ以外はナプキンを使用する．

③1回の使用は8時間を超えないこと．8時間を超える就寝のときは使用しない．

④おりもの（帯下）に異臭があるときは使用しない．

⑤TSSに注意する：TSS (toxic shock syndrome) とは，黄色ブドウ球菌 (S.aureus) が原因で，突然の高熱，発疹，発赤，倦怠感，嘔吐，下痢，粘膜充血などの臨床症状を伴い，急速にショックに進行する症候群．米国疾病管理センター (CDC: Center for Disease Control) に1984年4月までに2509例が報告され，約95%が女性で，そのうち84%が月経に関与していた．その後，高吸収性タンポンがTSS危険因子とされ，製品の改善がされるなど，現在ではTSSの発症はきわめてまれな症例．しかし，いまだ報告があり，高熱などの症状があった場合にはTSSの可能性も疑う必要がある．

現在，タンポンはユニチャームが販売していますが，使用量は減少しています．欧米に比べ日本では普及していませんが，入浴や外出時などに快適です．普段どおりアクティブに生活したいという女性にとって，タンポンは選択肢の1つになっています．

4）おりものシート

1988年におりものシートが発売されて以来，皮膚刺激性を軽減したものやデザイン性の高いものなどが次々に開発され，市販されています．現在では，おりものに限らず，下着の汚れを防止する目的でパンティーライナーとして使用されています．パンティーライナーの中には，“おりもの専用”，“軽い尿もれの方用”や消臭機能や香料が入っているものなど，さまざまな製品が出されています（表3-12）．出張などですぐに下着が洗濯できな

表3-12　パンティーライナーの特徴

下着のタイプ	普通の下着用 Tバック用
使用の目的	おりもの専用 軽い尿もれの方用 下着汚れ防止用
その他	消臭タイプ 香料の有無 2枚重ねのめくれるタイプ

い，高級な下着なので長く使いたいなど，多目的に使用することができます．

おりもの（帯下（たいげ））とは，子宮内膜，子宮頸管，腟の分泌液や古くなった細胞，外陰部にあるバルトリン腺や皮脂腺，汗腺の分泌物など子宮や腟から“おりるもの”すべての混合物です．初経の少し前から分泌され，性成熟期に入ると量も増えます．更年期には徐々に減少します．一般的に健康女性の帯下は，白色〜淡黄色，粘稠性の分泌物です．腟内は酸性のため，においは甘酸っぱく，月経前にはにおいが強くなります．また，排卵日を中心に粘度が変化するので，排卵日の予測がある程度可能となります．

帯下のもっとも重要な役割はその自浄作用であり，いわば目を守っている涙と同じです．とくに妊娠時は女性ホルモンの分泌が高まり，帯下の量が増え，自浄作用が強くなります．そのほかに帯下は受精の手助けもします．排卵期には子宮頸管からの透明な帯下が増え，腟内の酸性度を弱め，精子が入りやすくなります．排卵後は量が減り，粘り気のある黄白色の帯下に変化します．

帯下には生理的なものと病的なものがあり，白色〜淡黄色以外の色や強いにおい，血がまざっている，おから状や膿状である場合には，婦人科を受診するように勧めましょう．そのほか，帯下は腟炎などとも関連しており，指標として重要な項目ですので，観察・記録するように心がけましょう．

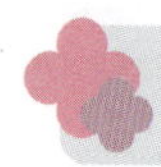

7．月経に伴うトラブルへのアドバイス

1）デリケートゾーンのかぶれ・かゆみ

月経期のケアでは，外陰部のかぶれやかゆみのケアが重要です．表皮を構成する角層のバリア機能は，皮膚の防御機能において重要で，その角層細胞の層数は部位によって違いがみられます．たとえば，前腕など体の大部分は14〜15層，かかとは100層と非常に厚く，顔面は10層以下です．一方，外陰部は6層ともっとも薄い部位で，バリア機能が弱く刺激を受けやすい部位です．さらに分泌物が多く微生物が増殖しやすいため，皮膚炎が起こりやすくなります．

月経中の外陰部のかぶれやかゆみの原因は，汗やナプキン，下着によるムレが原因の場合もあれば，カンジダなどの感染症や，下着など肌に触れる繊維が合わずにかぶれてし

表3-13　デリケートゾーンのかぶれやかゆみに使用する主な一般用医薬品

分類	製品名	リドカイン	ジフェンヒドラミン	酢酸トコフェロール	イソプロピルメチルフェノール	グリチルリチン酸二カリウム	グリチルレチン酸	アラントイン
		局所麻酔薬	抗ヒスタミン	血行促進	雑菌抑制	炎症抑制		皮膚修復
第2類医薬品	フェミニーナ軟膏S	○	○	○	○	―	―	―
	フレディ	○	○	○	○	○	―	―
第3類医薬品	デリケア	―	○	○	○	―	○	○

まっている場合などさまざまです．ナプキンにより通気性が悪くなり，湿気や吸収しきれなかった経血や汗などにより皮膚がふやけた状態になると，刺激に弱くなります．また，機械的な刺激によるもので，動いたり歩いたりすることでナプキンと皮膚が摩擦し，ナプキンのよれにより皮膚がすれることが原因でかぶれやかゆみが起こることもあります．そのほか，微生物や尿，帯下などのさまざまな刺激が作用し，炎症が悪化することがあります．

このような皮膚トラブルは，皮膚の弱さやナプキンを取り替えるタイミング，ナプキンの表面材との相性，ナプキン裏面の防漏材の通気性などが影響することもあり，ナプキンの種類を変更することで改善されることもあります．また，経血量にかかわらず頻回に交換し清潔にすることや，ナプキンや下着の変更をアドバイスしたり，腟洗浄する際には腟内を洗いすぎないように伝えることなども大切なアドバイスになります．

外陰部のかぶれやかゆみへの対処法として，原因を取り除き，外陰部を清潔に保つこと以外に，対症療法として抗ヒスタミン剤や局所麻酔薬などを含有し，主に掻痒感を鎮めることを目的としている外陰部専用の一般用医薬品があります（**表3-13**）．外陰部に起こる症状に関しては，気軽に専門医にかかりにくい背景から，これらの一般用医薬品は幅広い年齢層で汎用されています．そのため，薬剤師は薬剤が適正に使用されるように指導し，受診が必要な場合はタイミングが遅れないように十分な注意を払う必要があります．なお，1週間使用しても改善しない場合には，必ず婦人科を受診するようにアドバイスしましょう．

また，我慢ができないほどのかゆみを感じた場合には，腟カンジダなど感染症の可能性があるので，婦人科に相談するよう勧めましょう．腟カンジダの場合，ポロポロとした白い帯下が出るなどの特徴がみられ，風邪を引いている人や体力が落ちた人がかかりやすい傾向があります．なお，カンジダは真菌によって起こり，性感染症とは限りません．

現在，再発した腟カンジダにかぎり，オキシコナゾール硝酸塩やミコナゾール硝酸塩などを含有した第1類医薬品を薬局で購入できるようになり，薬剤師の情報提供が大切になります（**表3-14**）．症状がなくなっても，6日間使用することを勧める，60歳以上の人には勧めないこと，腟症状のみの場合は腟錠，外陰部症状がある場合はクリーム剤を使用するなどもあわせて考慮しましょう．

そのほか，ムダ毛の処理により肌が傷つき発生することも多く，毛嚢炎がみられるケースもあります．毛嚢炎は外陰部にできものができて赤く腫れて痛みを伴うので，受診を勧めましょう．

表3-14　腟カンジダ再発治療薬（第1類医薬品）

成分	商品名
オキシコナゾール硝酸塩	• フェミニーナ腟カンジダ錠 • オキナゾール
ミコナゾール硝酸塩	• メディトリートクリーム • メディトリート腟坐剤
クロトリマゾール	• エンペシドL
イコナゾール硝酸塩	• フレディCC腟錠 • フレディCCクリーム

2）低刺激洗浄剤・腟内洗浄ビデ

皮膚トラブルの症状が強いときには，外陰部に対する洗浄剤（せっけん）の使用を避け，お湯だけで軽く洗う程度にします．入浴時に洗浄剤を使用する場合は，低刺激あるいは敏感肌用の洗浄剤を使用します．低刺激洗浄剤の特徴は，低刺激性界面活性剤を使用していること，皮膚表面と同じ弱酸性基剤であること，香料・着色料・防腐剤・鉱物油などの不必要成分を含有していないこと，使用原料に関してパッチテストにより非刺激性の確認をしていることなどがあげられます．

入浴以外の洗浄方法として，温水洗浄機能つきトイレによる外陰部の洗浄も簡易です．また，外陰部を清潔にするためにウエットシートを使用するときは，その成分を確認する必要があります．外陰部専用ウエットシート以外のもので，アルコールなどの刺激成分を含有するものは使用できません．

使い捨てビデは，腟内の洗浄を目的としたものですが，使いすぎないように注意しましょう．入浴のたびに腟の中まで洗浄したり，ビデで頻回に洗浄すると常在細菌叢が乱れ，自浄作用がなくなるため，腟炎を起こす原因につながることがあります．

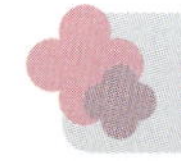

8．月経の記録

1）月経の記録

女性の身体のリズムや異常を知るうえで，月経周期を把握することは重要です．セルフメディケーションの1つとして疾病の早期発見に活かすためにも，薬局で生理用品を販売する際に月経の記録の意義を説明することもできます．

著者が作成した“女性のためのおくすり手帳”（図3-2）は，おくすり手帳の機能のほかに，月経記録がつけられるようになっています．チューリップバージョンは20歳代と30歳代を対象にしたおくすり手帳ですが，月単位で月経や月経時の痛みなどが記入できるようになっており，1ヵ月の体調の変化を知ることができるツールです（問い合わせ先：ケイ薬局03-3876-1506）．

この方法でなくても，女性が普段使っている手帳に記録し，自らの身体を知るために，

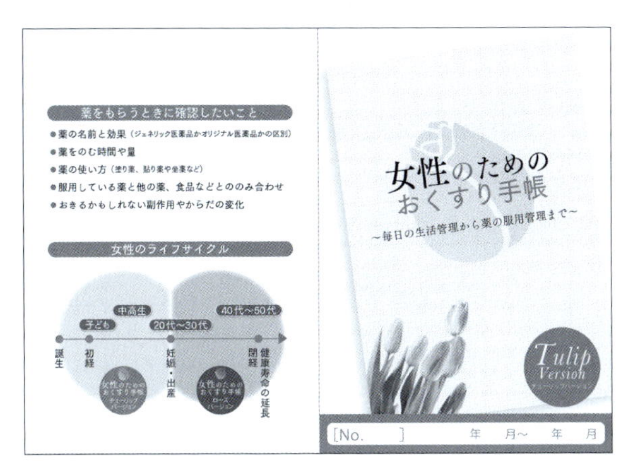

図3-2　女性のためのおくすり手帳

薬局が支援できることは多くあります．図3-3にコピーして使えるように実際の記録用紙を，図3-4には月経の記録のつけ方の例を示しました．図3-3の“記録のポイント”に留意し，ぜひ活用してください．

2）基礎体温計と基礎体温表

婦人科に受診する際には，月経の記録とともに，基礎体温の記録が参考になります．とくに月経や排卵にトラブルがある場合や，不妊治療などに非常に役立ちます．微妙な体温の差を調べるため，専用の婦人体温計を使用しましょう（表3-15）．

測定方法は大きく2つあり，5～10分ほどかけて実際の体温を測る実測式と，体温を測定しながら短時間でコンピュータが計算してくれる予測式があります．実測式は正確ですが，測定に時間がかかるため，自分のライフスタイルにあわせてどちらを使うかを選び

◆知っておこう！◆　基礎体温の測り方

① 目が覚めたらすぐに測れるように，枕もとに基礎体温計と記録機能がない場合は記録用紙を準備しておく．
② 目が覚めたらすぐに，起き上がらずにそのまま布団の中で測る．
③ 毎朝，なるべく同時刻に測る．
④ 正確な数値を知るために，熱伝導のよい口中で測定する．体温計の側温部を舌下奥に入れ，中央の筋（舌下帯）の左右どちらかに当てるのが正しい検温位置となる．舌で軽く押さえ，軽く口を閉じた状態で測る．
⑤ 結果をすぐに記録する．
⑥ 基礎体温計は清潔に保つ．

月経の記録

記録のポイント

1. 何日に始まり何日間続いたのか
2. 出血やおりものの量はどれくらいか
3. 月経が始まった日から次の月経が始まった日の間隔
4. 生理用品によるトラブルがなかったか
5. 痛みの程度や頻度はどの程度か
6. 鎮痛剤を使った場合，種類や用法用量
7. 月経期間や卵胞期，黄体期の体調や心の状態
8. その他，気になったこと

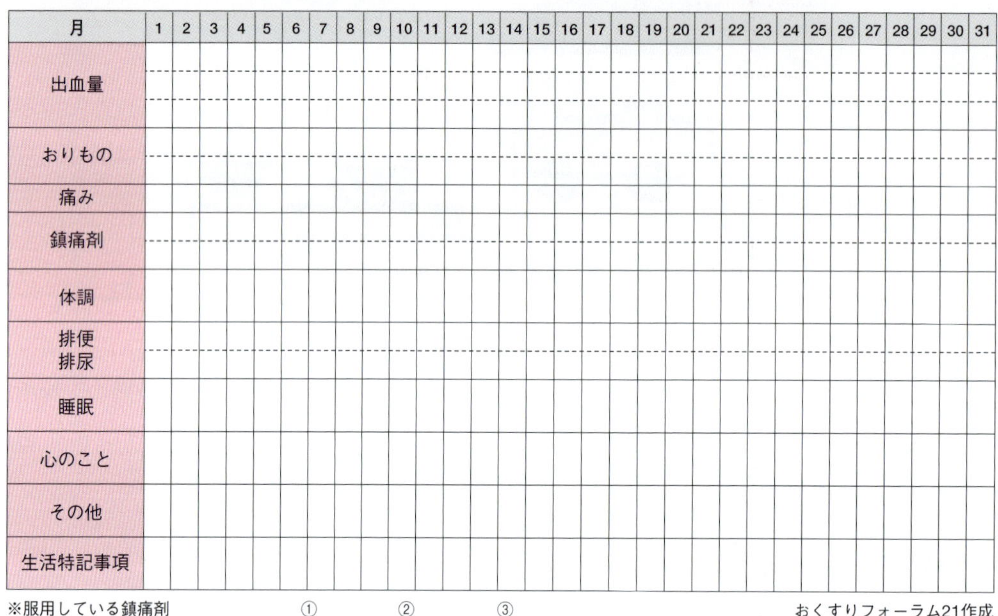

月	1	2	3	4	5	6	7	8	9	10	11	12	13	14	15	16	17	18	19	20	21	22	23	24	25	26	27	28	29	30	31
出血量																															
おりもの																															
痛み																															
鎮痛剤																															
体調																															
排便 排尿																															
睡眠																															
心のこと																															
その他																															
生活特記事項																															

※服用している鎮痛剤　①　②　③
服用している鎮痛剤以外のおくすり　①　②　③
サプリメントや健康食品　①　②　③

おくすりフォーラム21作成
担当：松本・宮原

図3-3　月経の記録用紙

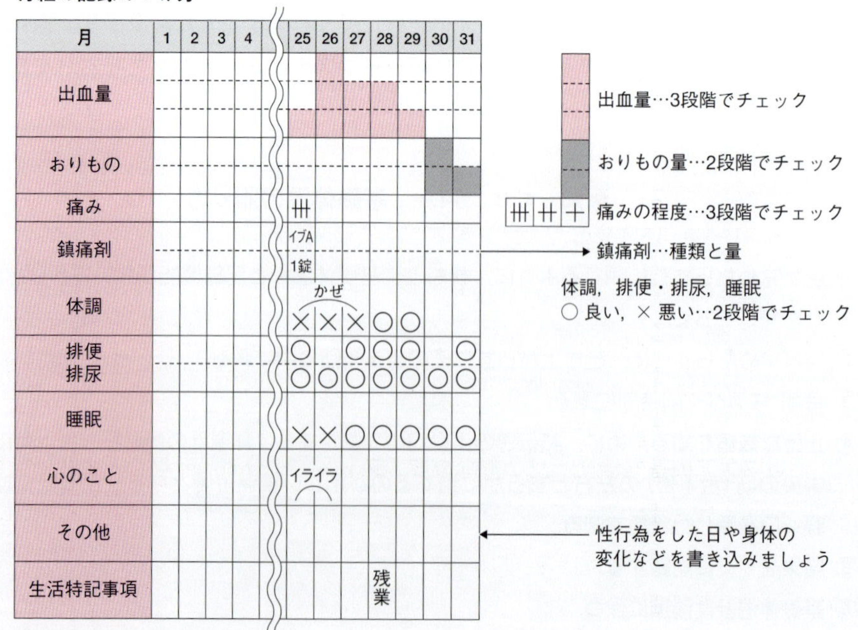

図3-4　月経の記録のつけ方

表3-15　基礎体温計の特徴

測定方法	実測値，または予測値，両方測定できる機能をもった基礎体温計がある．
記録方法	前日の記録を示すタイプや自動記録ができ，さらにグラフ作成できるもの，アプリにリンクしているものなどがある．
形状	体温計の形をしたもののほか，大型の画面をもつものや，化粧ポーチに入るタイプなどさまざまな形状がある．
その他	Run's Nightは「たまごっち」のような形状をしており，クリップで下着に装着することで定期的に基礎体温を測定することができる．

ましょう．基礎体温の記録を継続するためには，記録のしやすさも大切です．

基礎体温計には，書き写し忘れても数日分を記憶してくれる機能や，自動でグラフを作ってくれたりする機能など，いろいろな製品があります．また，アプリにデータを転送してスマートフォンで管理ができるものもあります．基礎体温を記録するとともに，体温に影響する要素である発熱，薬の服用，飲酒，睡眠不足などについてもメモするようアドバイスしましょう．これらの記録は婦人科を受診する際には，必ず携行することが大切です．

基礎体温の測り方を“知っておこう！”にまとめました．毎朝，身体活動をする前に測定が必要である基礎体温計が多く，朝時間がない，測定が煩わしいなどと思う女性にはRun's Nightがお勧めです．Run's Nightはクリップで下着に装着する体温計で，睡眠中に基礎体温を定期的に実測検温してくれます．測定から記録まですべて自動でしてくれるため，基礎体温を測ったことがない女性の最初のステップとしても役に立つ体温計です．

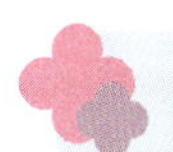

9．月経トラブルの生活面でのアドバイス

月経の相談は，プライベートな質問であるため，患者さんと薬剤師の関係が良好であること，つまり信頼関係が必要になります．質問内容を工夫し，痛みの程度などを聞くことによって，適切な薬剤の選択に結びつくことがあります．その際，プライバシーが確保できるように十分な配慮が必要です．また，月経痛は，器質性月経困難症の指標の1つにもなっており，機を逃さずに受診勧告をすることも重要です．

薬局の役割として，女性自身が月経サイクルにあわせたセルフケアを行なうことができるように支援することができます．医療機関への受診では，月経の状況や月経周期に伴う体のリズムを把握するために，月経，基礎体温，心身の変化などの記録を普段からつけておくと役に立ちます．

セルフケアの基本は食習慣，運動習慣，ストレスの軽減，禁煙などの生活習慣の改善です．食生活では偏食の有無などを確認し，個々に応じた食習慣アセスメントを作成し，食習慣を改善するようアドバイスを行ないましょう．たとえばPMSの場合，むくみを悪化させる食塩などを控え，ビタミンやミネラルの補充，とくに神経伝達物質の代謝に関与しているビタミンB_6，ビタミンE，マグネシウム，カルシウムの摂取を勧めるとよいでしょう．

そのほか，アルコールやカフェインを控えるよう指導します．軽いエクササイズ（有酸素運動）や下半身浴で心地よい汗を流すと，血行が促進し，腰痛や腹痛，乳房の張りを軽くすると同時に，セロトニンやβ-エンドルフィンの上昇が期待でき，自律神経のバランスを高め，精神面での効果も期待できるとの報告もあります．

そのほか，月経痛を緩和する目的で，ホカロンや腹巻などの使用や下着を暖かいものにするなどの生活面でのアドバイスは有用です．精神的にリラックスすることも効果的であるといわれており，休養や睡眠をきちんととり，好きな音楽を聴いたり，アロマテラピーで香りを楽しむなど，快適に過ごせるように，生活面でのアドバイスも有用です．

✤ memo ✤

chap

4 受胎調節

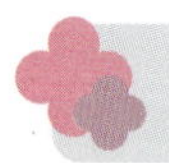

1．日本における避妊の現状

日本と世界の避妊法を比較してみると，世界では避妊法の選択肢が日本より多く，ピル，ミレーナ，パッチ，注射法，不妊手術などさまざまな避妊法が選択されています．一方，日本では避妊法として圧倒的にコンドームの使用が多く，ついで性交中絶法となっており，低用量ピルや銅付加IUDの認可後も，日本では近代的避妊法が普及しているとはいえません（**表4-1**）．

日本では，出生に至らない比率が27.4%と報告されており，また，別の報告では「授かり婚」は2014年では20歳未満で85.8%，20代前半で64.8%と突出して多く，20代後半（25.1%）でも概ね4人に1人が「授かり婚」と報告されています．

途上国では，国の人口抑制政策の手段として家族計画が推進されるなど，事情が異なるところもありますが，欧米においては個人の健康と権利の視点から避妊法が普及し，年齢やライフスタイルに応じてさまざまな避妊法が選択されています．若年者においても低用量ピル，あるいは低用量ピル＋コンドームの併用，出産後はIUD/IUS，出産を望まない場合は不妊手術またはIUD/IUSなど，自己の選択により避妊法が選択されています．

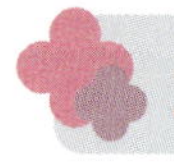

2．避妊法の種類と特徴

避妊法の理想条件として，避妊効果が確実である，簡単に使える，ムードや性感を損なわない，安価である，副作用が少なく仮に妊娠しても胎児に影響を及ぼさない，女性が主体的に使用できることなどがあげられます．しかし，これらの条件を完全に満たす避妊法はありません．したがって，避妊効果が高く，女性自身が自分に適している方法を選択する必要があります．この目的にそった避妊法の指導が行なえるよう，United States Agency for

表4-1　日本の避妊（複数回答可）

方法	割合
コンドーム	82.0%
性交中絶法（腟外射精）	19.5%
オギノ式	7.3%
ピル（経口避妊薬）	4.2%
IUD（子宮内避妊具）	0.4%

日本家族計画協会「男女の生活と意識に関する調査（2016年）」より

International Development（USAID）では“GATHER”を念頭においた指導を勧めています．表4-2にまとめたGATHERの概念を念頭に指導することが大切です．

表4-3に避妊法の種類と特徴を示します．避妊効果がもっとも高い日本で実施可能な避妊法は永久的不妊法，子宮内避妊器具，低用量ピルの3つです．日本人の避妊法は男性用コンドームが80％近くを占めています．コンドームの失敗率は，理想的な使用をした場合でも3％，一般的な使用では14％と高いです．コンドームだけでなく，基礎体温法でも使用方法が適切でない場合の失敗率は25％となっています．これは約4人に1人が避妊に失敗し，避妊法として適切でないことを意味しています．

また，年齢や状況に応じて避妊法を使い分けることが重要です．若い世代に対して，国際家族計画連盟医学諮問委員会（IMAP）では，避妊にはピル，性感染症予防にはコンドームをあわせて実施するdual protectionを提唱しています．

コンドームに関しては，7章の“表7-3　コンドームの選び方，使い方”などを参考にしてください．精液だめにメンフェゴールという殺精子剤ゼリーが入ったタイプや性交痛などの緩和を目的としてゼリーを増量したタイプなど種類も多く，ラテックスゴム，ゼリーなどでペニス，腟などがかぶれる場合には，ポリウレタン製のものや多種のゼリーを用いた製品に変更が可能です．

ピルの服用は母乳の量的質的低下を起こし，母乳移行もあるため，授乳中の女性に対して禁忌で，産後の避妊法としてはIUD/IUSが適しています．現在，IUD/IUSは，子宮内避妊器具（銅付加IUD）のノバT380，子宮内避妊システム（IUS）のミレーナ52mgがあります（図4-1）．これらは麻酔をかけずにそのまま挿入することができ，除去時は子宮口から出ている糸を引いて取り除きます．ノバT380およびミレーナ52mgは従来のものに比べて避妊効果が高いのが特徴です．ミレーナ52mgは，黄体ホルモンのレボノルゲストレルが付加されており，医療機器である銅付加IUDとは違い，医薬品に分類されます．適応症は避妊のほか，過多月経，月経困難症があり，避妊は保険適用外となっています．

IUD/IUSの挿入は医師によって行なわれます．まれにサイズが小型のため脱出することがあるため，定期的に清潔な指で糸を確認します．

表4-2　避妊法を選択するうえでの支援“GATHER”

G	Great Clients	避妊相談に訪れた患者に対し丁寧に対応する．
A	Ask clients about themselves	患者とそのパートナーの年齢，社会的立場，経済力，性交経験の有無や性交回数の問診に加え，望む避妊法，過去に使用した避妊法があれば何であるかについても問診する．
T	Tell clients about family planning methods	そのカップルにふさわしい避妊法は何か，その使用方法，避妊効果や副作用について十分な説明を行なう．
H	Help clients choose a method	避妊法の選択に当たっては，決して誘導や無理強いをしてはならない．
E	Explain how to use the methods	患者が選んだ避妊法について詳細に説明するだけではなく，副作用や禁忌などについても話し，どのような時に使用を中止すべきかまで，懇切丁寧に情報を提供する．
R	Return for follow-up	いずれの避妊法を決めるにせよ，その後の指導を怠ってはいけない．

表4-3　日本における避妊法の種類と特徴

避妊法の分類			避妊法 （使用開始1年間の失敗率〔妊娠率%〕：理想的な使用時～一般的な使用時） ■避妊機序および特徴	方法 （入手方法）	性感染症予防効果の有無	世代別推奨避妊法 若い世代の避妊	産後の避妊	産み終え世代の避妊	1年間の継続率（%）
近代的避妊法	永久的避妊法		**男性不妊手術精管結紮法**（0.1～0.15） ■精子の体外排泄を妨げる．陰嚢を切開し，精管を引き出し結紮し，精管の一部を切除．パイプカットともいう．局所麻酔で15分程度で，入院不要．	手術	×	×	×	◎	100
近代的避妊法	永久的避妊法		**女性不妊手術卵管結紮法**（0.5） ■卵管を結紮することによって排卵された卵子の子宮への輸送を阻止する．開腹（全身麻酔），腟式（腰椎麻酔），腹腔鏡下手術などがある．	手術	×	×	×	◎	100
近代的避妊法	一時的避妊法		**子宮内避妊器具***（0.1～2） ■プラスチック製の器具を子宮内に挿入し，受精卵の着床を妨げる．現在，わが国では銅付加IUD（ノバT380），IUS（ミレーナ52mg）の2種類がある．麻酔をかけずにそのまま挿入可能である．	産婦人科を受診し，医師により装着してもらう	×	△	◎	◎	78
近代的避妊法	一時的避妊法		**経口避妊薬**（配合剤：0.1～5**） ■エストロゲンとプロゲストーゲンの合剤．主として排卵抑制，また子宮頸管粘液の性状を変化させ，精子の進入を抑制し，子宮内膜の変化により着床しにくくする．	医師の処方が必要	×	◎	△	△	71
古典的避妊法	一時的避妊法	バリア法	**男性用コンドーム**（3～14） ■ラテックスゴム製・ポリウレタン製の袋を男性性器に装着し，精子の腟内進入を防ぐ．	薬局，コンビニなどで購入可	○	○ほかと併用	○ほかと併用	○ほかと併用	61
古典的避妊法	一時的避妊法	周期的禁欲法（1～25）	**基礎体温法** ■周期的禁欲法は，いずれも排卵日前後に禁欲する方法．宗教的文化的に制約があり，ほかの避妊法を利用できない事情がある人にとってのみそれに代わる避妊法となる．月経後2週間はエストロゲン作用により低体温，排卵期を過ぎるとプロゲステロンの働きで高体温の二相性を示すことから排卵期を推測する．	婦人体温計は薬局などで購入可	×	×	×	×	63
古典的避妊法	一時的避妊法	周期的禁欲法（1～25）	**頸管粘液法** ■子宮頸管粘液の性状の変化から排卵期を推測する．排卵期は，量が増え，透明で，牽糸性が高く，滑らかな感じになる．基礎体温法と組み合わせて自然な受胎調節法（NFP）という．	器具や薬品が不要	×	×	×	×	
古典的避妊法	一時的避妊法	周期的禁欲法（1～25）	**オギノ式** ■過去約半年の月経周期から次回予定月経の初日を予測し，次回月経前12～19日の8日間避妊する．	器具や薬品が不要	×	×	×	×	
その他			**性交中絶法（腟外射精）**（4～19） ■性交中の射精直前に男性がペニスを腟外に抜去して射精する．失敗率が高く避妊法とはいえない．	器具や薬品が不要	×	×	×	×	

＊：避妊法の装着などにかかる経費を含む　　＊＊：一般的な使用時失敗率はのみ忘れを含む
※IUD：Intra Uterine Devices，IUS：Intrauterine System（子宮内避妊システム）

費用の目安	最初1年間の経費($)*	5年間の経費($)*	長所	短所	副作用
5～10万円	763	764	性欲，性交能力の低下，精液量減少などはない． 精子の存在しない精液が射精される．	母体保護法によって規制され配偶者の同意が必要． 術後子供を欲しても不可能であることが多い．	手術に伴う感染症と血管腫が多少起こることがある．
10～15万円	2,554	2,584	月経異常や閉経の早期発来はない．	母体保護法によって規制され配偶者の同意が必要． 術後子供を欲しても不可能であることが多い．	手術に伴う腹部感染，内部組織の損傷例がある．
処置代込み 2～5万円 ミレーナ 7～10万円	銅付加 IUD： 498	銅付加 IUD： 540	装着すれば数年間にわたり確実に避妊できる． ピルのようなのみ忘れや性交のたびに避妊を気にするわずらわしさがない． 緊急避妊としても優れた効果がある．	性感染症のリスクの高い女性には使用しない． 未妊婦は，子宮頸管が硬いため挿入困難である． 禁忌：子宮の悪性腫瘍，子宮変形，過多月経など．	不正性器出血，月経血量や帯下の増加，月経出血期間延長，自然脱出が起きることがある．挿入時の出血，疼痛，骨盤内感染症．
初診料， 検査料 1万円前後 毎月の薬剤費 2,500円前後	422	1,784	女性主導．ムードを損なわない． 周期調節，月経困難症・貧血の改善，良性乳房疾患・骨盤内感染症・子宮外妊娠・良性卵巣嚢腫・子宮体がん・卵巣がんの予防．	毎日服用する必要がある． ほかの薬剤との相互作用がある． 母乳の量的質的低下および母乳移行があるため授乳婦には使用しない．	マイナートラブル悪心，破錠出血，点状出血，乳房緊張感，頭痛，重篤な副作用，血栓症，心血管障害，脳血管障害．
12個500～ 5,000円	533	2,424	簡単に入手できる．唯一性感染症を防止できる．	男性の協力なしでは成り立たない． 不適切な使用法では失敗率が14%と高い．	ゴムアレルギー
婦人体温計 1,300～ 3,000円 婦人多機能体温計4,500～ 1.5万円			自分の性周期を知り，健康管理に役立つ．	毎朝体温を測定する必要がある． 基礎体温は発熱，ストレスで容易に変動する．とくに初経直後，閉経周辺期，授乳中は月経周期が不順であり排卵日の予測は困難．	なし
0	759	3,450	自分の性周期を知り，健康管理に役立つ．	毎日観察する必要がある． 微妙な変化に気づかないことがある．	なし
0			自分の性周期を知り，健康管理に役立つ．	月経周期は容易に不順になる．	なし
0	721	3,278	器具や薬品が不要．	時期の判断が困難．	なし

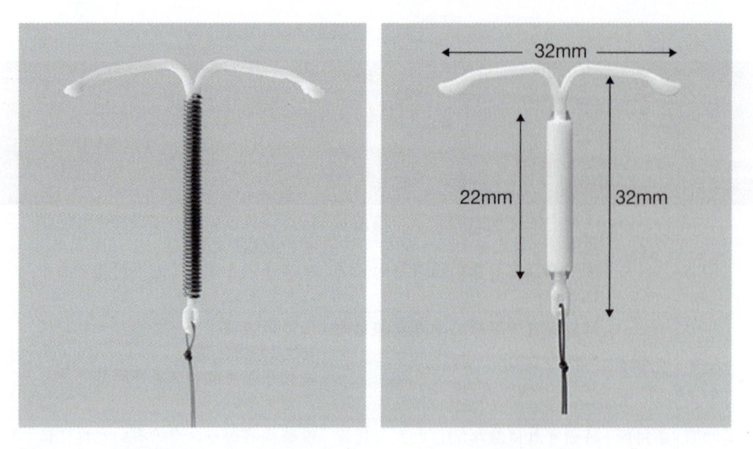

図4-1　銅付加IUD（ノバT380）とIUS（ミレーナ52mg）

避妊法選択に関わる費用については，避妊具の直接的な費用だけでなく，副作用に伴う治療費，避妊法の失敗に伴い意図しない妊娠をした場合の費用などを考慮する必要があります．意図しない妊娠をした場合，経済的な負担だけでなく精神的リスクも伴うため，避妊効果の高い確実な避妊法を選ぶことが，身体的，精神的，経済的に重要になります．

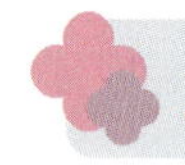

3．低用量ピル

1）低用量ピルの現状

国連の2013年の発表によると，各国の妊娠可能な既婚女性のピルの服用率は，ドイツ30.2%，オランダ40.0%，フランス40.6%，オーストラリア30.0%，英国28.0%，米国16.3%となっています．一方で，日本のピル服用者は3%といまだ少ないのが現状です．

2014年に実施された「第7回男女の生活と意識に関する調査」によれば，ピルを使用したくない理由として「副作用が心配」50.5%,「毎日飲まなければならないのは面倒」9.0%,「すでに使っている避妊法で十分」7.6%，「医師の診察や検査を受けるのが面倒」4.7%,「情報が入手できない」4.1%，「女性だけに負担がかかる」3.3%などがあげられており，副作用についての過剰な不安や副効用などを含む情報の不足が考えらます．

ピルの服薬指導に関しては，医師との連携が必須となることやプライバシーへの配慮などが重要となります．指導内容としては，有効性，副作用，とくに服用初期にみられるマイナートラブル，飲み忘れの対処や下痢や嘔吐時の対処法など，適正に使用されるように，薬剤師の情報提供が重要です．

2）ピルの成分

表4-4は低用量ピル（OC）と低用量エストロゲン・プロゲストーゲン配合剤（LEP）の一覧です．OCは避妊を目的としたもので自費となりますが，LEPは月経困難症などの治療を目

表4-4　低用量ピル(OC)と低用量エストロゲン・プロゲストーゲン配合剤(LEP)

卵胞ホルモン		エチニルエストラジオール			
黄体ホルモン		第1世代 ノルエチステロン(NET)	第2世代 レボノルゲストレル(LNG)	第3世代 デソゲストレル(DSG)	第4世代 ドロスピレノン(DSPR)
低用量ピル(OC)	1相性	—	—	マーベロン21/28 ファボワール21/28*	—
	3相性	シンフェーズT28	アンジュ21/28 トリキュラー21/28 ラベルフィーユ21/28*	—	—
低用量エストロゲン・プロゲストーゲン配合剤(LEP)	1相性	ルナベル配合錠LD ルナベル配合錠ULD フリウェルLD*	ジェミーナ配合錠	—	ヤーズ配合錠 ヤーズフレックス配合錠

＊：後発品

表4-5　低用量ピルの種類

相性	世代	服薬パターン	服用開始日	錠数	製品名(企業名)
1相性	第3	21日 DSG 0.15mg EE 30μg	Day1	21,28	マーベロン21/28(MSD) ファボワール21,28*(富士製薬)
3相性	第1	7日 NET 0.5mg / 9日 1mg / 5日 0.5mg EE 35μg	Sunday	21	シンフェーズT28(科研)
	第2	6日 LNG 50μg, EE 30μg / 5日 75μg, 40μg / 10日 125μg, 30μg	Day1	21,28	トリキュラー錠21,28(バイエル) アンジュ21/28(あすかー武田) ラベルフィーユ21,28*(富士製薬)

＊：後発品

的にしたもので，健康保険が適応されます．成分はどちらも卵胞ホルモンと黄体ホルモンの合剤です．卵胞ホルモンはエチニルエストラジオールがすべての製剤に含有されています．

一方，黄体ホルモンは第1世代のノルエチステロン，第2世代のレボノルゲストレル，第3世代のデソゲストレル，第4世代のドロスピレノンの4種類があり，製剤により成分が異なっています．LEP製剤の詳細は，3章を参照してください．

3) ホルモン配合の特徴

低用量ピルには，1相性のピルと服用周期により2つのホルモン量を変化させてつくった段階型である3相性のピルがあります(**表4-5**)．1999年の承認当時には日本にも2相性のピルがありましたが，現在は1相性と3相性のみとなっています．

それぞれに一長一短あり，生理的なホルモン分泌状態をつくるために，子宮内膜も生理的な変化（排卵までの増殖期，排卵後の分泌期）を示すことになります．また，基礎体温をみても，1相性のピルが高温1相性を示すのに対して，段階型ピルでは，生理的低温相，高温相の2相性を示します．

避妊効果については，1相性ピルでも段階型ピルでも大きな違いはありませんが，1相性のピルに比べて，段階型のピルは飲み方を間違えると妊娠する可能性が高くなります．現在，LEP製剤の影響もあり，1999年から使用されていたオーソMは2017年に発売中止となり，1相性の経口避妊薬はデソゲストレル含有のマーベロンおよび後発品のラベルフィーユのみとなっています．

4）卵胞ホルモンの含有量

重篤な副作用である血栓症は，卵胞ホルモンの含有量と相関しており，1960年以降低用量化が進められ，それとともに副作用のリスクも軽減されてきました．EE50μg未満の製剤を低用量ピルといい，国内認可の経口避妊薬は30～40μgと低用量です．

エストロゲンの感受性には個人差が大きく，5μgの差で副作用が軽減されることがあります．マーベロンは，国内販売の経口避妊薬（OC）の中で30μgともっともエストロゲン含有量が少ない製剤です．治療を目的とするLEP製剤では，ルナベル配合錠LDはEEを35μg含有し，その他のルナベル配合錠ULD，ヤーズ配合錠およびヤーズフレックス配合錠はEEが20μgと超低用量となっています（3章参照）．

5）黄体ホルモンの特徴

黄体ホルモンは第1世代のノルエチステロン（NET），第2世代のレボノルゲストレル（LNG），第3世代のデソゲストレル（DSG），第4世代のドロスピレノン（DSPR）の4種類あり，製剤により成分が異なっています．

図4-2はノルエチステロンを基準にした生物学的ホルモン活性を示したものです．この図を理解することで，副作用による製剤変更が適切にできるようになります．第1世代のNETの男性ホルモン活性，卵胞ホルモン活性，黄体ホルモン活性を1としたとき，第2，

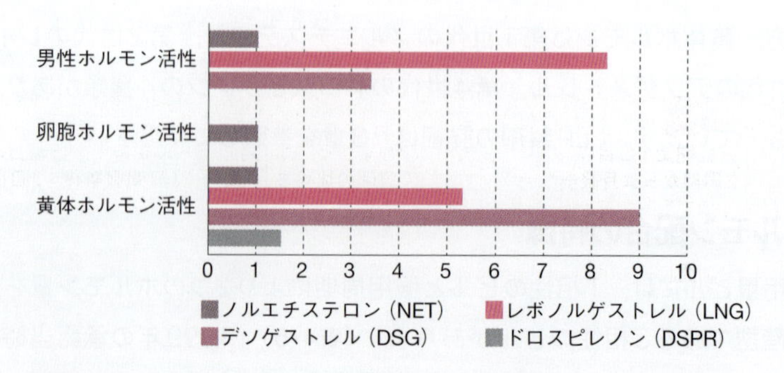

図4-2　ノルエチステロンを基準にした生物学的ホルモン活性

第3，第4世代はエストロゲン活性がありません．第2世代のLNGはプロゲステロン活性，アンドロゲン活性が大きく，体重増加や抑うつなどの副作用が見られた場合，他の世代の製剤に変更すると改善されることがあります．第3世代のDSGはアンドロゲン活性を減少させ，海外ではニキビの治療薬としても使われています．第4世代のDSPRは強いプロゲステロン活性をもちますが，アンドロゲン活性はありません．これらの特徴を把握することで，それぞれに起因する副作用が起こった場合，ほかのピルに変更することで改善がみられることがあります．

6）避妊効果と作用機序

低用量ピルを1年間使用した場合の失敗率（理想的な使用時）は0.1％と，その避妊効果は高いです．低用量ピルは，主作用である排卵抑制のほか，子宮内膜肥厚抑制，精子の侵入抑制の3つの作用により避妊効果を発揮します．排卵抑制の作用機序は，ピルに含まれる卵胞ホルモンと黄体ホルモンによる負のフィードバックにより，脳下垂体から分泌されるFSH（卵胞刺激ホルモン）とLH（黄体化ホルモン）の働きが抑制され，排卵が抑制されます．

また，プロゲストーゲンの作用によって，子宮頸管粘液の性状を変化させ，分泌量の減少などによって精子の侵入を防止します．さらに，子宮内膜の肥厚が抑制され，受精卵が着床しにくくなり，これらの複合的な作用により高い避妊効果を示します．

7）服用方法

最初のシートを服用開始する方法として，DAY1とサンデースタートの2種類の方法があります．DAY1スタートとサンデースタートの違いは，低用量ピルを初めて服用開始する際，最初のシートの飲み始めるタイミングが異なることです（**表4-6**）．DAY1スタートは月経開始日から，サンデースタートは月経開始後初めての日曜日に服用開始します．サンデースタートは最初の1シートはほかの避妊法を併用する必要がありますが，週末の月経を回避することができるメリットがあります．

DAY1スタート，サンデースタートはどちらも28日サイクルで，活性型（実薬）を21日

表4-6　DAY1スタートピルとサンデースタートピルの特徴

	DAY1スタート	サンデースタート
服用方法	月経開始1日目から活性型を21日間服薬する．第2周期からは月経開始時ではなく，7日間の休薬またはプラセボを7錠服用した後，次のシートを開始する．	月経開始後初めての日曜日に服用を開始する．活性型を21日間服薬後，7日間の休薬またはプラセボを7錠服用した後，次のシートを開始する．
特徴	月経開始日に服薬開始するため，避妊効果が高い．	週末に月経を避けられ，常に服用開始が日曜日であるためわかりやすい．ただし，月経開始が週の前半である場合，1シート目の服用時のみ妊娠のリスクが高くなる可能性があるため，コンドームなどほかの避妊法を併用する必要がある．

間服用した後，7日間の休薬またはプラセボを7錠服用し，このサイクルを繰り返します．プラセボの錠剤を服用する28錠タイプと7日間休薬する21錠タイプがあり，毎日ほぼ一定の時刻を決めて服用します．したがって，海外へ渡航する際には時差を考慮し，ほぼ同時刻に服用するよう指導しましょう．

なお，服用後，嘔吐や下痢によってピルの作用が減弱することがあります．したがって，嘔吐した場合，服用後2～3時間経過後であれば問題ありませんが，服用後2時間以内の場合は追加服用が必要になります．服用が不可能な場合，1週間はほかの避妊法を併用します．下痢の場合は，血中濃度が維持できないことがあるので，服用を継続しながら状態回復1週間後までほかの避妊法を併用する必要があります．

8）飲み忘れの際の対処方法

低用量のホルモン量で排卵抑制を行なっているため，飲み忘れによる血中濃度の低下により，卵胞の発育や不正出血が起こりやすくなります．飲み忘れた場合にどうするべきか，避妊のための対処法と妊娠の確率を最小化するための対応について，情報提供する必要があります（**表4-7**）．また，飲み忘れに備え，常に1シート余分に保管しておくように情報提供が必要です．

9）世代別のピルの服用

思春期前はエストロゲンが骨の成長を妨げ，身長の伸びを抑えます．この年代ではピルを服用する必要性がないので，とくに問題にはなりません．初経がきたら，いつでも排卵が開始する可能性があり，いつでも服用を開始できます．

妊娠を希望する場合は，服用を中止すれば自然な月経が回復しますが，時期には個人差があるので余裕をもってピルの服用を中止します．妊娠中は服用禁忌ですが，万が一妊娠に気づかずに服用しても催奇形性のリスクは上昇しません．

表4-7　飲み忘れの際の対処方法

	1錠の服用を忘れた場合（直前の実薬服用から24時間以上48時間未満経過した場合）	2錠以上の服用を忘れた場合（直前の実薬服用から48時間以上経過した場合）
避妊のため	飲み忘れた錠剤をなるべく早く服用する．残りの錠剤は予定どおりに服用する．	飲み忘れた錠剤のうち直近のものをなるべく早く服用し，残りの錠剤は予定どおりに服用する．7錠以上連続して服用するまでコンドームを使用するか，性交渉を避ける．
妊娠確率を最小化するため	緊急避妊は通常必要ないが，シートの最初もしくは最後の錠剤を飲み忘れた場合には検討が必要．	1）第1週に飲み忘れた場合 休薬期間または第1週に性交渉を行なった場合には緊急避妊を検討する． 2）第2週に飲み忘れた場合 直前7日間に連続して正しく服用した場合には緊急避妊は必要ない． 3）第3週に飲み忘れた場合 休薬期間を設けず，現在のシートの実薬を終了したらすぐに次のシートの実薬を服用開始する．

妊娠初期の流産および中絶後は，排卵が再開するのは最短で10日との報告もあり，手術後の静脈血栓塞栓症リスクと妊娠確率とのバランスを検討して決定されるべきですが，すぐまたは7日以降から開始など，見解が分かれています．分娩後は血栓症のリスクが高くなることがあるので，産褥4週間は使用を避けます．なお，授乳中は母乳の量的質的低下が起こり，エチニルエストラジオールの母乳移行が報告されているため禁忌です．年齢が高くなると血栓症のリスクが高くなるため，40歳以上の女性には慎重に投与する必要があります．なお，35歳以上で1日15本以上の喫煙者は禁忌となっています．閉経確認後はよりホルモン量が少ないホルモン補充療法（HRT）への変更を検討します．

10）禁忌

35歳以上で1日15本以上の喫煙者，授乳婦，高血圧のある患者（軽度は除く），脂質代謝異常のある患者，血管病変を伴う糖尿病患者，手術前4週以内，術後2週以内，産後4週以内および長期間安静状態の患者などです．添付文書などで確認しておきましょう．

11）副効用

避妊以外にたくさんの副効用があります（**表4-8**）．LEP製剤の適応にもなっている月経困難症など月経に関する副効用がみられ，また卵巣がんや，子宮体がんのリスクを下げることが報告されています．これらは長期服用することにより，メリットが大きくなります．

12）副作用

マイナーな副作用（**表4-9**）としてもっとも頻度が高かったのは，不正出血（12%），ついで嘔気（7%），体重増加（5%），気分変調（5%），乳房緊満（4%），頭痛（4%）です．ピル

表4-8　ピルの主な副効用

改善がみられる疾患		R.R.
月経に関する効果	月経前症候群（PMS）	0.7
	月経困難症	0.4
	月経不順	0.7
	鉄欠乏性貧血	0.6
	過多月経	0.5
	排卵痛の消失	
がんの予防効果	卵巣がんリスク 4年以上で30%低下（5年で60%，12年で80%低下）	0.3
	子宮体がんリスク 2年以上服用で40%低下（4年で60%低下）	0.5

改善がみられる疾患		R.R.
その他の疾患の予防・治療効果	良性卵巣のう腫	0.4
	骨盤内炎症性疾患	0.5
	子宮外妊娠	0.1
	良性乳房疾患	0.5
	卵管炎予防	
	にきび	
	多毛症	
	子宮内膜症	
	子宮筋腫	

表4-9　ホルモン依存性の副作用

エストロゲン依存性	プロゲストーゲン依存性	アンドロゲン依存性
悪心・嘔吐 頭痛 下痢 水分貯留 脂肪貯留 帯下増加 経血量増加 肝斑 血圧上昇	倦怠感 抑うつ感 乳房膨満感 月経前緊張症様症状 性欲低下 経血量減少	体重増加 にきび 性欲亢進 食欲亢進 男性化症状

表4-10　重大な副作用の初期症状

服用を中止すべき症状	疑われる疾患
片側または両側の下肢（とくにふくらはぎ）の痛みと浮腫	血栓性静脈炎
胸痛，胸内苦悶，左腕・頸部などの激痛	心筋梗塞
突然の激しい頭痛（片頭痛），失神，片麻痺，言語のもつれ，意識障害	出血性・血栓性脳卒中
呼吸困難（突然の息切れ），胸痛，喀血	肺塞栓
視野の消失，眼瞼下垂，二重視，乳頭浮腫	網膜動脈血栓症
黄疸の出現，掻痒感，疲労	うっ滞性黄疸，肝障害
長期の悪心・嘔吐	ホルモン依存性副作用，消化器系疾患
原因不明の異常性器出血	性器がん
肝臓の肥大，疼痛	肝腫瘍
体を動かせない様態，顕著な血圧上昇がみられた場合	静脈血栓症

服用者の20%が不正出血を経験するとの報告もありますが，不正出血は服用継続とともに次第に減少することが多いので，不正出血を理由に服用中止を希望する女性には3周期の継続を勧めます．体重変化についてもOC群と対照群との間で体重変化に差はなかったとの報告がありますが，体重増加がみられた場合は男性ホルモン作用の少ない，第1世代または第3世代の黄体ホルモンを含有したものに変更します．

非常にまれではありますが，ピルの服用により血栓症などの重大な副作用が発生することがあります．重篤な結果になることを防止するため，**表4-10**に示すような症状がある場合には，早期に医師や薬剤師に相談するよう，またすぐに血栓症に対応できる医療機関に受診するようあらかじめ情報提供しておく必要があります．また，年齢，喫煙量と血栓症のリスクとの関係ははっきりしているので，喫煙者にはピルを使用する際の禁煙指導も重要になります．

13）相互作用

低用量ピルはCYP3A4により代謝され，また他の薬剤の代謝酵素（CYP1A2やCYP3A4）にも影響します．相互作用として，ピルの効果を増強もしくは減弱させる薬

表4-11　相互作用

ピルの作用を増強する薬剤	・HIVプロテアーゼ阻害剤（アタザナビル，インジナビル） ・非ヌクレオシド系逆転写酵素阻害剤（エトラビリン） ・フルコナゾール ・ボリコナゾール ・アセトアミノフェン
ピルの作用を減弱する薬剤	・リファンピシン ・バルビツール酸系製剤 ・抗てんかん薬（フェニトインナトリウム，カルバマゼピンなど） ・ボセンタン ・モダフィニル ・トピラマート ・テトラサイクリン系抗生物質 ・ペニシリン系抗生物質 ・テラプレビル ・HIVプロテアーゼ阻害剤（アタザナビル，インジナビルを除く） ・非ヌクレオシド系逆転写酵素阻害剤（エトラビリンを除く） ・セイヨウオトギリソウ（セント・ジョーンズ・ワート）含有食品
ピルにより作用が増強される薬剤	・副腎皮質ホルモン ・三環系抗うつ剤 ・セレギリン塩酸塩 ・シクロスポリン ・オメプラゾール ・テオフィリン ・チザニジン塩酸塩
ピルにより作用が減少される薬剤	・GnRH誘導体 ・血糖降下剤（インスリン製剤，スルフォニル尿素系製剤，スルフォンアミド系製剤，ビグアナイド系製剤など） ・ラモトリギン ・モルヒネ ・サリチル酸
併用により月経異常が現れる	・テルビナフィン塩酸塩

剤や，ピルにより併用した薬剤の作用が増強もしくは減弱したりするものがあります（**表4-11**）．また，添付文書に記載されている薬剤だけでなく，そのほかの薬剤との相互作用も報告されており，逆に添付文書に記載されている薬剤の中には相互作用に否定的な報告もあります．抗菌剤との併用が問題となることが多いですが，リファンピシンを除く抗菌薬において，ピルの効果が減弱することはないとされています．リファンピシンに関しては，OCの避妊効果が減弱するとして，ほかの避妊法の併用を勧めています．

相互作用を防止するためには，薬剤師の役割が大切になります．適応が避妊という特性から，避妊以外の目的で使用している人でも，ピルを服用していることを積極的に医療従事者に伝えず，避妊の失敗率が増加したり，ほかの薬物治療に影響したりする場合もあります．したがって，薬剤師は，ほかの薬剤の服用時にも低用量ピルの服用の有無を確認しなければなりません．薬局の窓口での応対は患者さんのプライバシーが守られないこともあるため，おくすり手帳（クリニックで入手していることも多いので，その点は留意する）などの利用や薬歴を作成する際の質問シートなどを工夫するなど，情報を獲得するための手段を工夫する必要があります．患者さん本人にも，ほかの医療機関を受診する際には低用量ピルを服用していることを伝えるように指導しましょう．

14）その他

ピルを入手するためには，医師の処方箋が必要となります．OCの場合は保険適用外の自由価格のため，薬代は自費で約2000円～3000円と医療機関や薬局によって異なります．現在，LEP製剤もあり，保険適用の医薬品ですが，保険を使った際の自己負担はOCの自費の額とほとんど変わりません．また，ピルでは性感染症の予防はできないため，コンドームを併用する必要があることもあわせて情報提供しましょう．

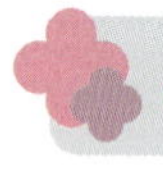

4．日本で未承認の避妊法

日本では未承認の避妊法を表4-12に示します．女性ホルモンを使用する避妊法には，大別してエチニルエストラジオール（EE）とプロゲストーゲンの2種類を用いる混合法と，プロゲストーゲン単独法があります．

現在，日本で使用されているホルモン避妊法は混合法であるピルと黄体ホルモン単独のミレーナのみですが，海外ではミニピル，注射法，皮下埋め込み法など，種々のタイプがあります．また，月経を年に4回にする低用量ピルや，週に1回貼付するパッチ剤も使用されています．

プロゲストーゲン単独法はいずれも日本では承認されていません．単独法はピルに比べて不正出血の発現率が高いですが，いずれもエストロゲンを使用せず，ホルモン量もピルに比べて少ないため，35歳以上のヘビースモーカーの女性や授乳中の女性など，ピル禁忌の女性でも使用することができます．相互作用が少ないことも単独法の利点です．ジエノゲスト（ディナゲスト）は子宮内膜症と子宮腺筋症に伴う疼痛の改善のみで，避妊の適用はありませんが，ミニピルとして代用できます．

低用量ピルやミニピルは毎日服用しなければいけませんが，注射法，皮下埋め込み法，IUDなど，数ヵ月から数年にわたり効果を維持することができる避妊法もあります．注射法のデポプロベラは長期使用により将来的に骨粗鬆症のリスクを高めることが報告されており，2年以上継続して使用しないこととなっています．そのほか，パッチによる避妊法は1週間に1回貼り替え，3週継続し1週間休む方法です．腟リングのNuvaRingは，3週間挿入し，1週間外すサイクルを繰り返します．このように世界では，避妊効果を高めながら，副作用を軽減し，女性のQOLを高める避妊法が数多く使用されています．

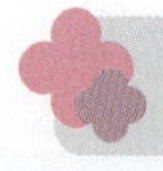

5．緊急避妊法（避妊に失敗した際の対処法）

1）ノルレボ

緊急避妊法は，モーニングアフターピルとも呼ばれています．コンドームが破れたりレイプなどにより妊娠が心配される場合，性交後72時間以内に薬剤を服用します．日本で

表4-12　わが国未承認の避妊薬

	避妊法 代表的な製品名	失敗率 (%)	効果持続 期間	避妊機序と特徴	長所	短所
プロゲストーゲン単独法	ミニピル (POP；Progestogen Only Pill)	0.50%	1日	少量のプロゲストーゲンのみ配合．休薬期間なしで服薬する．	欧米では主にエストロゲン禁忌の女性に使用．授乳中の女性にも適している．母乳の量を増やす作用もある．混合型に比べホルモン濃度が1/3であることからミニピルと呼ばれる．	混合型ピルに比較し，やや失敗率が高い．卵巣がんの予防などの副効用は混合型に比して少ない．
	注射法 デポ・プロベラ(DMPA；Depo-Provera)	0.03%	3ヵ月	プロゲストーゲン(酢酸メドロキシプロゲステロン)150mg1回筋肉注射で3ヵ月有効．1992年FDAが認可．WHOやIPPFは，DMPAを家族計画に組み入れるように勧告している．	ミニピルに比べ，血中ホルモン濃度が低い．使用者の半分以上が1年以内に無月経になる．	長期使用例で骨密度が低下するため，使用率は少なくなっている．医師に注射をうってもらう必要がある．注射直後の血中ホルモン濃度がかなり高い．月経が長引く，周期半ばで少量の出血があるなどの副作用がある．HDLの血中レベルが下がるので，高脂血症の素因がある女性には不適．
	皮下埋め込み法 ノルプラント(Norplant)	0.09%	5年	プロゲストーゲン(レボノルゲストレル)を含んだ柔らかいカプセルを6本(Norplant-2は2本)上腕部内側皮下に埋め込む(1セットに36mg含有されたレボノルゲストレルが5年間にわたって放出され避妊効果を発揮する．1992年FDAが認可)	ミニピルや注射法に比べ血中ホルモン濃度が低いため，DMPAに比べて適応範囲が広い．	装着・取り出しに皮膚の一部を切開する必要がある．不正出血は1年で27％，5年で67％とDMPAよりはるかに多い，などの副作用がある．非常にホルモン濃度が低いので，抗痙攣薬などとの併用で避妊効果が下がる．無月経になる率は1年で5％，5年で9％とDMPAより少ない．装着時の値段が高価．
混合法	パッチ(皮膚貼付薬)法 Ortho Evra	0.10%	1週間	一辺が約4.45cmの正方形のパッチ1枚にノルエルゲストロミン6mg，およびEE0.75mgを含有．週に1枚3週間下腹部などに貼り，1週間休薬する．2001年FDAが認可．	毎日服用する経口避妊薬が面倒な人にとって利便性がよくコンプライアンスが改善される．悪心・嘔吐の副作用が少ない．	体重90kgを超える女性では効果が低い．まれにはがれる．
	経口避妊薬 Seasonale	0.10%	1日	EE30μgとLNG0.15mgを含む錠剤を84日間続けて服用した後，7日間休薬し，月経を年4回つまり各シーズンに1回にする．2003年FDAが認可．	月経回数の減少に伴い，月経の疼痛やPMS，月経に関連する不便さなどが改善される．	従来の28日型よりも服用開始後数ヵ月間の不正出血が多い．蓄積した子宮内組織が完全に剥離するかが，問題点として指摘されている．
	腟リング NuvaRing	1%	3週間	EtonogestrelとEEの合剤．自分で挿入可能で3週間挿入し，1週間は挿入しない．これをくり返す．	3週間継続して挿入しているので忘れることがない．	低用量ピルと同様エストラジオール含有による血栓などに注意する．喫煙によりリスクが上昇するので禁煙を勧める．

は，2011年にレボノルゲストレル単独剤であるノルレボが承認されました．発売当時は0.75mg 2錠の製剤でしたが，2016年4月より1.5mg 1錠の製剤に変更されています（**表4-13**）．また，後発品としてレボノルゲストレル錠1.5mg「F」が富士製薬より販売されています．作用機序は，排卵前に使用された場合は排卵の抑制や遅延，排卵後であれば受精の抑制などが起こるとされています．着床成立後では効果はなく，妊娠成立前の避妊法であって，中絶薬ではありません．詳細につきましては，NPO法人HAP「ECP（緊急避妊薬）服薬指導用資材キット（11か国語対応）」をご参照ください．

国内第Ⅲ相臨床試験では，ノルレボ錠1.5mgの妊娠阻止率は81.0%で，治療効果の有無はノルレボ服用後の月経の発来で確認します．消退出血が起こるまでの平均日数は10.2日で，服用者は効果を早期に確認できますが，予定月経より1週間以上遅れるときは受診が必要です．緊急時のみの服用のため，摂取ホルモン量が少なく，重篤な副作用はありません．マイナーな副作用として悪心，嘔吐の発現がありますが，通常これらの症状は半日程度で消失します．また，一部の薬剤との相互作用により効果が減弱するため，併用には注意が必要です．

ノルレボは，日本では医師による処方が必要ですが，海外では緊急性が高いため，米国，カナダ，フランス，英国など多くの国で，望まない妊娠防止のための対策として，医師の処方箋を必要とせずにOTC薬として薬局で販売されています．フランスの高校では養護教諭による投与が認められ，高校の常備薬とされています．米国ではPlan BやOne-Step，ジェネリック薬であるTake Action，Next Choice One Dose，My WayがOTC薬として販売されていますが，薬剤師には宗教的な理由により販売を拒否する権限があります．これらの製品以外に，米国には日本未承認の緊急避妊薬のウリプリスタル酢酸エステル製剤ellaがあります．ellaは医師の処方が必要ですが，米国での緊急避妊薬の選択肢はたくさんあります．

一方，日本では緊急避妊薬を入手する際，薬剤師が関与することはあまりありません．2017年7月に開かれた医療用医薬品のスイッチOTC化を検討するための「医療用から要指導・一般用への転用に関する評価検討会議」でも，ノルレボのOTC化は「時期尚早」として見送られました．その理由として，「日本では経口避妊薬に対する知識や性教育が不足」「薬剤師ですら十分な性教育を受けておらず，消費者にきちんと説明できるか不明」「日本産科婦人科学会が現在，処方時に求めている同意書の取得が困難」といったことが

表4-13　ノルレボ錠1.5mg

成分・含量	1錠中 レボノルゲストレル1.5mg
用法・用量	性交後72時間以内に1錠経口投与する
副作用（国内の使用成績調査）	578例中46例（7.96%）に副作用が認められた．主な副作用：悪心2.25%，下腹部痛等の胃腸障害3.98%，頭痛1.38%，傾眠等の神経系障害2.60%，不正子宮出血等の生殖系および乳房障害2.08%
相互作用	ノルレボ錠1.5mgの効果を減弱する：抗けいれん薬，HIVプロテアーゼ阻害剤，非ヌクレオシド系逆転写酵素阻害剤，リファブチン，リファンピシン，セイヨウオトギリソウ

あげられました．緊急避妊薬は緊急性を伴う，医師の処方により高価となるなど，アクセスしにくい現状を鑑みるとOTC化すべきですが，これに薬剤師が対応できるかが今後の課題となります．また，緊急避妊薬についてオンライン診療が，初診でも対面診療なしで処方箋を受け取ることを，医療機関から自宅が遠いケースなどの条件付きで認められました．薬局において，国が定める研修を受けた薬剤師による調剤を受けて面前で内服すること，服用の3週間後に妊娠の有無を確認することなどが要件となっています．

2）ヤツペ法（Yazpe法）

日本では，緊急避妊薬が2011年に承認されるまで，既存の薬剤を用いてヤツペ法が行なわれてきました．現在もノルレボは約1万5000円と高価であるため，約5000円と安価なヤツペ法を勧めている医療機関もあります．ノルレボはヤツペ法に比べ高価ですが，妊娠阻止率が高く，副作用も軽減されます．また，ヤツペ法は医薬品副作用被害救済制度の適応にならないことにも留意しなければなりません．

ヤツペ法はエチニルエストラジオール（EE）50μgとノルゲストレル0.5mgを含有する中用量ピル（ドオルトン，プラノバール）を性交後72時間以内に2錠服用し（早ければ早いほど効果が高い），その12時間後にさらに2錠服用します．72時間を経過してしまった場合はIUDなど，ほかの避妊法を相談します．性交後72時間経過してしまった場合でも，120時間以内なら，何も実施しないよりも妊娠率が低下します．低用量ピルを使用する場合，第2世代ピル（アンジュ，トリキュラー）の第3相の錠剤4錠が，ドオルトンの2錠と近似値になるため，それらを使用することもできます．

3）その他の方法

そのほかの方法としては，子宮内避妊具（IUD），ダナゾール投与，抗プロゲストーゲン剤であるミフェプリストン（mifepristone）などによる方法があります．無防備な性交後5日ないし10日以内にIUDを挿入した場合の避妊効果は99.9％であることが報告されています．

知っておこう！ 緊急避妊薬の入手

日本家族計画協会では，緊急避妊薬を処方してくれる医療機関を紹介してくれる思春期・FPホットライン（03-3235-2638：月～金　10時～16時）を開設しています．

また，実際に近隣の医療機関に緊急避妊薬を処方してもらうために電話する場合は，必ず緊急避妊薬の処方を希望していることを最初に伝えるよう指導します．

最近では外国人が緊急避妊薬を求めて来局することがあるため，入手できるクリニックの外国語サポート，土日対応が可能かなども一緒に把握しておくとよいでしょう．

IUDは，長期にわたって避妊効果を維持できるメリットがありますが，挿入に際し，骨盤内感染症のリスクが高まるので，性感染症の危険性の高い女性，とくに10代の女性にはノルレボの方が適しています．ノバT380の挿入は約3万円でできます．

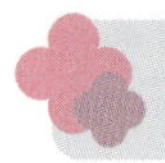

6．人工妊娠中絶（意図しない妊娠の対処法）

1）日本の中絶の現状

中絶を規制している法律には，母体保護法と堕胎罪があります．刑法212条では「妊娠中の女子が薬物を用い，又はその他の方法により，堕胎したときは，一年以下の懲役に処する」として堕胎罪に問われることが謳われています．実際には母体保護法において，妊娠22週未満までの中絶が可能であり，現在は「妊娠の継続又は分娩が身体的又は経済的理由により母体の健康を著しく害するおそれのあるもの」という適応が拡大解釈され，中絶が合法的に行なわれています．

人工妊娠中絶実施率をみてみると，2016年度の人工妊娠中絶総件数は16万8015件で前年と比べて減少し，実施率（15歳以上50歳未満人口千対）は6.5と，0.3ポイント低下しています．また，20歳未満の実施率も5.0と前年より0.5ポイント減少しています．ここ数年，中絶率は減少していますが，妊娠した後に人工妊娠中絶を選択した割合（中絶数÷（出産数＋中絶数）で算出）をみると，20歳未満や40歳代では中絶を選択する割合は高く，それぞれの年代に合わせたファミリープランニングの提案が重要です．

表4-14は，中絶の方法をまとめたものです．日本では，中絶の方法，費用，入院期間などは医療機関によって若干異なりますが，真空吸引法や掻爬法（D&C）が早期に，分娩誘発法が12週以降に行なわれています．分娩誘発法は，薬剤による中絶方法ですが，これはプロスタグランジン製剤を用い，胎児を分娩するような形式で中絶する方法です．現在日本で実施されているD&Cは安全性に劣り，女性に相当な痛みを強いるため，WHOでは真空吸引法を推奨しています．海外では経口中絶薬であるミフェプリストンが中絶の1つの方法として採用されており，米国では8週未満の中絶の3分の1はミフェプリストンにより実施されています．しかし，日本ではいまだ未承認で，世界のスタンダードと乖離していることがわかります．

表4-14　日本で実施されている中絶法

時期	方法
妊娠初期（5～11週）	1）真空吸引法 子宮頸管を拡張し，吸引管を差込み，陰圧をかけて吸引する．
	2）掻爬法（D&C：Dilatation&Curettage） 子宮頸管を拡張し，胎盤鉗子やキュレットにて掻破する方法で，一般に広く用いられている．
妊娠中期（12～21週）	3）分娩誘発法 ラミナリアなどにより頸管拡張後，PGE_1坐剤（ゲメプロスト），PGE_2経口剤（ジノプロストン，適応外使用），$PGF_{2\alpha}$点滴などの薬剤によって陣痛を起こさせて分娩様に娩出させる．

2）経口中絶薬（mifepristone：ミフェプリストン）

ミフェプリストンは1980年にフランスで開発された経口中絶薬で，EU各国のほか，米国，カナダ，ヨーロッパ諸国，中国やタイなどのアジア諸国など62ヵ国（2018年5月現在）で承認されています．EUではミフェジン（Mifegyne），米国ではミフェプレックス（Mifeprex），中国では息陰という商品名で販売されており，“RU486”は開発時の名称です．

ミフェプリストンは日本では未承認ですが，個人輸入という形で入手可能です．2018年5月にもインド製のミフェプリストンを使用した女性の健康被害が日本で報告されました．ミフェプリストンは女性にとって有用な薬剤ですが，個人が医療者を経由せず使うことによるトラブルが後を絶ちません．2004年10月25日に，ミフェプリストンによる大量出血などが起こった症例などが報道され，厚生労働省は『経口妊娠中絶薬の個人輸入を制限する警告』として，ホームページの掲載による注意喚起など，個人輸入代行業者に対する監視指導の強化，個人輸入に対する制限の3つの措置を講ずる通知を出しました．その後も2013年に国民生活センターが使用を注意喚起していますが，個人輸入が規制されている現在でも，インターネットによる購入が可能であり，不適正な使用による危険性が危惧されています．

ミフェプリストンは適切に使用すればメリットが大きい医薬品ですが，未承認であるため適正に使用されず，その薬自体のメリットよりも，デメリットだけに議論が集中してしまう可能性があります．薬剤師として，一般に広まった誤ったイメージが先行するのを防

表4-15　ミフェプリストンの薬学的特徴

薬理作用	プロゲステロン受容体においてプロゲステロンと競合拮抗作用を示す．
用法・用量	各国で異なっている．米国では投与可能期間が妊娠49日までから妊娠70日までに変更されており，その他，用量や服用場所なども変更されている． 新規の服用方法（米国） 1. 超音波検査により妊娠が最終月経初日から数えて70日（10週）以内であることを確認後，ミフェプリストン錠200mgを服用する． 2. 24～48時間後にミソプロストールバッカル錠（Misoprostol）800μgを自宅で服用する．ミソプロストール200μg錠を2錠ずつ両頬に入れて30分そのままにし，その後，飲み物で飲み込む． 3. 服用後7～14日後に妊娠が終結したか評価する．妊娠検査薬使用後，自宅にてテレビ電話などを用い評価してもらうこともできる．以前は3回医療機関に行く必要があったが，現在は1～2日に変更されている．
禁忌	• IUD装着女性，本剤成分に対し過敏性素因のある女性，慢性副腎不全，ステロイド製剤長期服用者，子宮外妊娠，出血性疾患，抗血栓薬服用者（アスピリンなど）．
副作用	• 下痢や吐き気などの副作用が報告されている．インターネットなどで購入した女性が卵管妊娠破裂や敗血症になったとの報告があり，医療従事者による適切な指導のもと使用する．
薬物動態	• 投与後約90分で最高血中濃度に至る．タンパク結合率は98%．11日目までに薬物の83%が糞便中から，9%が尿中から排泄される．
相互作用	• CYP 3A4の薬物代謝阻害薬はミフェプリストンの代謝を阻害．CYP3A4の薬物代謝誘導薬は代謝を促進．
その他	• 服用後の出血は平均9～16日間みられる．2日間（中央値）は出血が多く，8%の女性では何らかの出血が30日以上みられたとの報告がある． • 大量の出血（厚めの生理用ナプキン2枚が1時間で血液で満たされる状態）は，妊娠の継続やその他の合併症を併発している可能性があり，医学的処置が必要になる場合がある． • また，ミフェプリストン／ミソプロストール服用時に痛みがある場合には鎮痛剤を服用してもよい．

ぐためにも，正しい情報を客観的に得ておく必要があります．

表4-15は，ミフェプリストンの薬学的特性をまとめたものです．ミフェプリストンは，抗プロゲステロン製剤であり，妊娠を維持するプロゲステロンの作用を減弱させ，脱落膜の壊死，妊娠内容物の剥離，子宮収縮などを起こします．剥離した妊娠内容物を排除するために，子宮収縮を促すミソプロストール（PGE_1）が併用されます．この方法による妊娠中絶の成功率は，最終月経から49日以内では92～98%，50～63日以内では77～95%と報告されています．米国では認可当時は妊娠49日までの女性にしか適用がありませんでしたが，現在は妊娠70日までに変更されています．

副作用として，重大な出血や重症感染症を発現する場合があります．このようなときは外科的手術に切り替えます．また，本剤は子宮外妊娠には効果がなく，それに気づかずに適切な処置がなされなければ卵管破裂の危険があります．このように，ミフェプリストンを使用する際，医学的管理が必要であり，医師による処方と経過観察を要し，海外では厳しい管理下で使用されている薬剤です．

今後，国内においても女性の健康のために，その有効性，安全性を現在一般的に行なわれている手術による中絶と比較しながら，医療の場で安全に使用されることを検討していく必要があります．

memo

chap

5 妊娠前・妊娠期

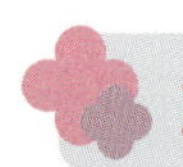

1. 妊娠する前から心がけたい健康管理・健康づくり

1) 自分の身体の状態を知る

表5-1に示したように，受胎に関連している事項は多くあります．妊娠を希望する場合，自分の身体が妊娠可能な状態であるかを知ることが最初のステップとなります．“月経のしくみを理解し，それに基づき月経の記録をつけること”，“基礎体温を測定し，記録すること（排卵の有無の確認）”が大切です．それらの方法をしっかりと説明できるようにしておきましょう．

2) 妊娠可能な時期を知る

妊娠可能な時期を知るためのツールとして，排卵日予測検査薬があります（**表5-2**）．排卵日予測検査薬はLH（Luteinizing Hormone；黄体形成ホルモン）の尿中濃度の変化を測定します．体外診断用医薬品または第１類医薬品として販売することができ，体外診断用医薬品または第２類医薬品に分類される妊娠検査薬と形状は類似しているものの，性質が

表5-1　妊娠・出産・産後のヘルスケアに関する項目
―薬剤師が知っておきたい知識と情報―

妊娠前	• 妊娠する前から心がけたい健康管理・健康づくり • 妊娠のタイミングの選択 • 妊娠が可能かのヘルスチェック • 避妊の知識 • 排卵予測診断薬・妊娠検査薬 • 不妊治療
妊娠	• 妊娠に気づいてから確定までの基礎知識 • 産婦人科受診，助産師に関する情報など地域の保健医療施設情報 • 妊娠中の母体の健康管理（妊娠中の薬剤，葉酸，麻疹ワクチン，妊娠中毒症など） • 母子健康手帳・母性健康管理指導連絡カード，妊娠と労働 • 人口妊娠中絶
出産	• 出産に関わる基本用語（分娩，周産期など） • 分娩に関わる薬剤（陣痛誘発，切迫流産など）
産後	• 産褥期の母体の健康管理（メンタルヘルス，尿路感染，排泄（尿失禁），痔，便秘，月経の再開 • 授乳関連ヘルスケアと基礎知識（乳房のケア，授乳，乳房の異常，授乳と薬剤） • 新生児の健康管理 • 妊娠中から産後に関わる法律 • 子育て中の母親の健康管理

表5-2 排卵日予測検査薬

	商品名	尿中LH検出感度 (mIU/mL)	その他の特徴
体外診断用医薬品	チェックワンLHデジタル	40	デジタル表示で見やすい．検査薬を使い切るまで，電池式の本体が何度も使える．
一般用検査薬 第1類医薬品	P-チェック・LHクリアフリー	30	赤いラインで判断する．
	ハイテスターH	30	
	ドゥーテストLHa	30	
	チェックワンLH II	40	

まったく違うため，薬剤師が販売しなければいけません．

一般的に，LHサージが認められてから24～36時間後に排卵が起こります．卵子の寿命は排卵後約24時間，精子の寿命は約72時間であるため，LHサージ後の2日間が妊娠する可能性のもっとも高い時期にあたります．排卵日予測検査薬はいくつかあり（表5-2），検査薬の検出感度の数値が低いほど感度が高くなります．使用方法は，次回の月経予定日の17日前から1日1回，毎日ほぼ同じ時間帯に行ないます．月経周期が不規則な場合は，最近2～3周期の中で1番短かった周期を目安にします．

LHピークが短い人がいるので，その場合は1日2回測定することを勧めましょう．尿は直接かける場合は5秒以上，コップなどに採尿して検査する場合には10秒以上つけるなど，製品によりやり方が異なりますので，使用説明書をよく読んでから使う必要があります．また，廃棄する際には，尿が付着したものであるため，人が触れないように廃棄するようあわせて指導しましょう．

排卵日予測検査薬は，排卵日を尿検査だけで簡単に予測でき，基礎体温や頸管粘液，下腹部痛などほかのサインに比べてわかりやすくなっています．より正確に判断するために，基礎体温などほかの方法と組み合わせることが望ましいです．女性の内分泌の状態，たとえば不規則な月経周期，短期LHサージ（12時間以内）などの要因により，まれに陰性を示すことがあることも説明しておきましょう．

3）妊婦，授乳婦と栄養

妊娠のタイミングなどを把握するとともに，母体にも胎児にもリスクが少ないよう，健康な妊娠を維持するため，準備することが必要です．

単産，複産とも出生時の平均体重は減少傾向です．出生時の体重を単産－複産別にみると，単産の平均体重は，1975（昭和50）年には3.20kgでしたが，年々少なくなり2009（平成21）年は3.02kgと0.18kg少なくなっています．また，複産も同様に，1975年の2.43kgから，2009年には2.20kgと0.23kg少なくなっています．出生時の体重が2.5kg未満の割合をみると，単産では1975年には4.6%でしたが，年々増加し2009年には8.3%となっています．複産の2.5kg未満の出生は多く，1975年は半数でしたが，2009年には73.7%となっています．

知っておこう！　排卵日予測検査薬の使い方の指導ポイント

① LHサージ後の排卵と精子の生存期間には個人差があり，避妊には使用できない．
② 毎日ほぼ同じ時刻に採取した尿で検査する．
③ 検査前の4時間は排尿しない．
④ 過剰に水分を摂取すると十分なLH濃度が得られないことがあるので避ける．
⑤ 多量の発汗を伴う運動は避ける．
⑥ 5日間とも陰性だったときは，それぞれの状況にあわせて指導する．
　1．月経周期が順調な人：何らかの原因で排卵が起きなかったので，今回の周期の検査は見送って，次回の周期に再検査する．
　2．月経周期が不規則な人：検査日が排卵時期からずれていた．翌日からの検査をもう少し続けて行なう．
　3．月経周期が順調，不規則にかかわらずLHピークの出現時間が非常に短い人（24時間以内）：1日1回の検査でLHピークを検出できないため，次回の周期で1日2回の検査を試みる．
⑦ 排卵があるにもかかわらずLH陰性となることがある（月経周期が不規則な場合，検査開始日を間違えた場合，分泌されるLHが低濃度あるいはLHサージが短時間で終了した場合，大量の水分摂取などで尿中LH濃度が低下した場合）．
⑧ 排卵がないにもかかわらずLH陽性となることがある（妊娠している，分娩後，流産後，閉経期，人工妊娠中絶後，hCG産生腫瘍，異常妊娠（胞状奇胎など），不妊治療の薬物療法をしている（hCGなど），内分泌障害，尿が過度に濃縮されるなどにより尿中LH濃度が上昇している）．

その要因として，女性の喫煙，過度のダイエット，そのほか医療機関での体重の厳密なコントロール指導などが指摘されています．低体重児の将来の健康リスクも考慮し，長期的な視点での食事指導が必要となります．

「日本人の食事摂取基準（2015年版）」には，妊婦，授乳婦について推定平均必要量，推奨量の設定が可能な栄養素については付加量が示されています．また，目安量の設定に留まる栄養素については，付加量ではなくある一定の栄養状態を維持するのに十分な量として想定される摂取量としての値を示しています．「特定保健用食品」「栄養機能食品」「機能性表示食品」など，医薬品だけでなくさまざまな製品を薬局で扱っているため，食事摂取基準なども目を通しておきましょう．栄養のほか，喫煙や飲酒などについても指導が必要です．

表5-3　葉酸の効果と正しい摂取方法

葉酸の効果	・造血作用，細胞の再生，月経前症候群の改善，胎児の発育を助け，先天性異常を予防する．
摂取量と摂取時期	・避妊時は240μg，妊娠時は480μg，授乳時は340μg/日を推奨．妊娠の1ヵ月以上前～妊娠3ヵ月の間は，食事のほかにサプリメントまたは強化食品で1日400μgの葉酸を摂るのが望ましい．神経管閉鎖障害児の妊娠歴のある女性はより高用量が必要となる．
摂取方法	・葉酸は熱に弱く約50%が調理により損失し，また水溶性のため，ゆで汁に溶出してしまう．食品から葉酸400μgを摂取するのは不可能ではないが，調理による損失を考えると，栄養補助食品の活用が勧められる．
葉酸含有食品	・緑黄色野菜，果物に多く含まれる．その他，豆類，レバーなど．
葉酸の吸収・代謝に影響を与える薬剤	・抗てんかん薬，アルコール，非ステロイド性抗炎症剤，H2ブロッカー，制酸剤，経口避妊薬など．

4）葉酸の摂取

妊娠を計画しているまたは妊娠を希望している女性，妊娠中の女性に大切な栄養素の1つに，葉酸があります（**表5-3**）．ビタミンBの一種である葉酸の摂取が，二分脊椎などの神経管閉鎖障害の発症リスクを低減させることがわかっています．二分脊椎症・神経管閉鎖障害は妊娠3週頃に神経管がうまく形成されないことが原因の1つと考えられており，米国疾病管理センター（CDC：Center for Disease Control）は多くの女性が計画外に妊娠しており，妊娠する前から葉酸を服用しておくことが大切であると勧告しています．400μg/日の葉酸を服用すれば神経管閉鎖不全症の70%が予防できるとされており，現在は妊娠する可能性のあるすべての女性に葉酸を400μg/日摂取するよう推奨しています．

一方，日本では，二分脊椎の発症率は新生児1万人あたり約6人となっています．葉酸を実際に服用していた女性がどのくらいいるのか調査した結果，妊娠前15.7%，妊娠後48.9%と，意識的に葉酸を摂取している人が少ないことが報告されています．妊娠がわかって母子手帳をもらってから服用を開始するのでは遅いため，積極的に薬局などで葉酸を摂取するよう情報提供していく必要があります．

妊婦では推奨量240μg/日に付加量240μg/日を合わせて480μg/日，授乳婦では付加量100μg/日を合わせて340μg/日摂取することを勧めています．しかし，栄養補助食品はその簡便性などから過剰摂取につながることもあるので，注意が必要です．神経管閉鎖障害児の妊娠歴のある女性で医師の管理下である場合を除き，葉酸の摂取量は1日あたり1mg以下にすべきです．

また，薬剤の中には，葉酸の吸収や代謝を阻害するものがあり，血中葉酸値に影響する薬剤があります．抗てんかん薬服用中の女性は，とくに葉酸不足による胎児の先天異常が起こる確率が高いとされているので注意が必要です．

5）麻疹・風疹混合（MR）ワクチンを接種する

麻疹（はしか）や風疹（三日ばしか）は，乳幼児期に好発する急性熱性発疹性疾患で，ウイルス性発疹症です．はしかはもっとも重症化しやすい感染症の1つで，合併症によって命を落とすこともあります．一方，風疹は，一般的にはそれほど心配のない感染症ですが，妊娠中にかかると，胎児に先天性の障害をもたらします．日本では，麻疹や風疹のワクチンは定期接種に位置づけられ，麻しん風しん混合(MR) ワクチンがあります．MRワクチンは1歳になった年と小学校就学前の1年以内に接種する2回接種のワクチンです．

日本で麻疹は2008年に1万人を超える大流行となり，2011年にはフランスなどのヨーロッパから，2014年にはフィリピンなどのアジアから輸入され，患者数は少ないですが増加しました．2015年には麻疹排除認定がされていますが，2016年にもワクチンを受けていない小児や成人での報告があがっています．さらに，母親からの不十分な移行抗体による新生児麻疹の発生が報告されています．妊婦麻疹は，肺炎，肝機能障害，早産，流産などを発症します．妊婦麻疹や新生児麻疹を予防するために，妊婦は自分自身や家族のワクチン接種歴や感染既往を確認する必要があります．

一方，風疹は2013年に日本で大流行しました．1990 (平成2) 年4月2日以降に生まれた人は風疹のワクチンを2回受ける機会がありましたが，それより前の人は受けていても1回接種で，1979 (昭和54) 年4月1日以前に生まれた男性は1回も接種する機会がありませんでした．そのため，十分な免疫をもたない人たちが多くおり，大流行したといわれています．その後，2013年～14年にかけては，免疫のない女性が妊娠初期に風疹に罹患して風疹ウイルスが胎児に感染してしまい，出生児に障がいを引き起こす先天性風疹症候群が多く報告されました．

妊娠可能年齢の女性で麻疹や風疹抗体がない場合には，積極的にワクチンで免疫を獲得しておく必要があります．大流行した際，中絶せざるを得なくなった妊婦もおり，妊娠以前に抗体検査を受け，抗体が陰性または低値であれば，ワクチンを接種する必要があります．接種してから2ヵ月は避妊が必要で，早めに接種を勧めなくてはなりません．地域のどこの医療機関で抗体価の検査やワクチン接種が受けられるのかをあらかじめ調べ，さらに麻疹や風疹の地域的流行に注意し，感染を事前に防ぐことも重要です．

6) 能動喫煙，受動喫煙のない環境づくり

女性のライフスタイルの変化や，たばこ会社の女性をターゲットにした広告戦略などにより，若年女性の喫煙率は現在も10%を超えています．また，妊娠母体への喫煙の影響には，妊婦自身が喫煙をする能動喫煙と，家族あるいは勤務先などの喫煙者から受ける受動喫煙の2つがあり，それぞれの側面から対策を考慮しなくてはいけません．

2015年時点で，習慣的に喫煙している男女の平均喫煙率は18.2%となっています．その内訳は男性30.1%，女性7.9%と，男女ともにこの10年間減少傾向にありますが，若い女性の喫煙は妊婦喫煙につながることもあります．

女性の受動喫煙は，ほぼ毎日，週に数回程度をあわせると，家庭での受動喫煙が17.3%ともっとも高く，職場でも9.9%となっています．職場における受動喫煙は女性の社会進出とワーキングマザーの増加に伴う大きな課題です．妊娠中の女性の喫煙・受動喫煙の影響は妊婦本人のみならず胎児にも有害です．受動喫煙の影響は低出生体重児の出生，自然

流産のリスクを高め，産後の喫煙に関しては乳幼児突然死症候群やアレルギー疾患などとの関連が報告されています．

7）禁酒

妊婦の飲酒による弊害は，子どもの胎児性アルコール症候群（FAS）と呼ばれています．当初は出生時の低体重や奇形などに焦点があてられていましたが，現在ではADHDや成人後の依存症リスクなど，より広い範囲での影響がみられることがわかっており，胎児性アルコール・スペクトラム（FASD）と呼ばれます．頻度は民族や集団によって大きく異なりますが，出生数1000人あたり0.1～2名とされ，非遺伝性の精神発達遅滞の最多の原因となっています．

飲酒量に比例してFASのリスクは高く，また大量に飲まなくても少量飲酒での胎児性アルコール症候群の報告例もあります．FASの治療法はなく，妊娠中に飲酒しないことが唯一の対策です．健康日本21では0%にすることを目標に掲げていますが，日本では妊娠中の女性の飲酒率は8.7%（2010年）です．ADHDやうつ病などの中枢神経系の疾患が後に現れることがあり，薬剤師はFASの患者が薬物治療を開始した時点で関わるのでは遅く，積極的に妊婦の飲酒への啓蒙活動を行ない，そういった患者を出さないことを念頭におかなければなりません．

女性の社会進出に伴い，飲酒をする機会が増加していることも背景にありますが，健康な妊娠を迎えるためにも，妊娠を計画する時点から，飲酒についても考慮するべきです．

8）その他，健康な妊娠に備える準備

妊娠する前に，歯科検診や産婦人科検診を受け，あらかじめ子宮がんなどの異常がないかを調べておきましょう．妊娠した場合，カルシウムなどが不足しがちになるため，歯や

◆知っておこう！◆　妊娠と治療の両立

厚生労働省は，2018年7月に妊娠中は使用できないとされている一部の医薬品を使えるように3種類の薬剤の添付文書を改訂すると通知しました．これは，妊娠と薬情報センターが国内外の研究報告や服薬情報をもとに，まずタクロリムス，シクロスポリン，アザチオプリンの3種類について，安全性に問題はなく投与は可能と判断した結果を受けたものです．

この3剤は臓器移植後の拒絶反応抑制のために処方されるほか，膠原（こうげん）病の治療薬としても使われています．処方されている15～44歳の女性は推計約3万人で，改訂されれば禁忌の項から妊婦が外されることになります．

これによって，既往症がある女性は，妊娠と治療のどちらも諦めなくてよくなり，大きな前進になります．

骨の状態をきちんと確認しておくなど，そのほかの健康状態についても確認し，治療しておく必要があります．また，肥満は妊娠中毒症のリスクを上げるため，事前に標準体重にしておくことも大切です．

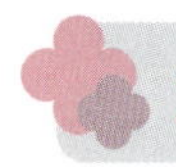

2．妊娠と気づいてから確定に至るまで

1）妊娠の身体的徴候

妊娠の兆候にはいろいろあり，個人差もありますが，月経の遅れがもっともわかりやすく，誰にでも現れる兆候です．そのほか，乳房の緊満（普段より強く長い），不正性器出血（月経のときの少量出血程度），下腹部痛，嘔気（つわり），体調不良（疲労感，頭痛，便秘など）などがみられることがあります．

2）妊娠週の数え方

妊娠は最終月経の開始初日を妊娠0週0日目として数えます．したがって，予定月経をすぎても次の月経が来ない時点で，すでに妊娠5週目以降になっています．日本では28日型の女性を基準として考え，1ヵ月を4週とし，10ヵ月，40週（280日）が予定日となります．そのため，月経が不順であったり，月経が28日型ではない場合もあるため，産婦人科における診断において，超音波断層法による胎児の発育状況などの観察結果から，予定日や妊娠週数を修正することになります．体外受精・人口受精などを行なった場合には，受精した日を2週0日として妊娠週数や予定日が算出されます．

3）妊娠検査薬

胎児の健全な発育と母体の健康のためにも，できるだけ早期に妊娠に気づくことが重要です．妊娠を疑っても，最初からは産婦人科に行きにくいといった女性も多く，妊婦の96%が妊娠を疑った時点で市販の妊娠検査薬を用いて妊娠を確認した後に産婦人科を受診しています．妊娠検査薬は，一般用検査薬（第2類医薬品）として薬局などで市販されており（**表5-4**），容易に妊娠の有無をチェックすることができます．

妊娠検査薬は，尿中のhCG（human chorionic gonadotoropin：ヒト絨毛性ゴナドトロピン）が50IU/L以上の場合に，陽性反応が出るように設計されています．これは一般に妊娠が成立していた場合，予定月経開始日の尿検査でほぼ100%に陽性反応が現れる値です．hCGは受精後すぐに発育中の絨毛から分泌され始め，次回の予定月経の頃，すなわち妊娠4週目頃には50～100IU/Lに達して急速に増加し，妊娠9週から12週でピークの2万～50万IU/Lとなります．その後漸減し，出産後1～2週間で消失します．

市販されている妊娠検査薬は数種類ありますが，製品間の精度にあまり違いはありません．月経が遅れ，妊娠が疑われることの多い時期は，妊娠5週目となっている可能性もあ

表5-4　市販されている妊娠検査薬

分類	測定時期	タイプ	製品
医療用体外診断用医薬品	生理予定日当日から測定可	標準	• チェックワンファスト(アラクス)
一般用検査薬第2類医薬品	生理予定日の約1週間後	標準	• チェックワン(アラクス) • ドゥーテスト・hCG(ロート製薬) • クリアブルー(オムロンヘルスケア) • P-チェック・S, Sチェッカー(ミズホメディー)
		デジタル	• チェックワンデジタル(アラクス) • デジタルP-チェック(ミズホメディー)

り，尿中hCGはかなり高値になっています．特異度は高く，どの時間帯の尿を用いても検査可能であり，測定時間は1分ほどです．医療用体外診断薬は生理予定日から測定可能ですが，第2類医薬品は生理予定日1週間後と，測定可能な時期が異なるので注意しましょう．線が出るタイプのほかに，＋と－が表示されるデジタルタイプのものもあります．

なお，検査陽性はhCGの検出を意味するだけであって，流産や子宮外妊娠の場合にも陽性になるなど，必ずしも正常妊娠を意味しているわけではありません．また，陰性であった場合でも，通常と異なる症状などがあればすぐに医療機関を受診し，確定診断は超音波診断法などのほかの所見とともに，医師の診断が必要になることを伝える必要があります．

また，妊娠していても予定日の思い違いや月経周期の変動などにより，結果的に検査時期が早すぎて尿中hCGが検出可能濃度に達していない可能性があり，陰性と出ることがあります．陰性の判定から約1週間経過しても月経が始まらない場合は，妊娠検査薬で再度検査するか，産婦人科を受診するように伝えましょう．

4）医療機関の受診

妊娠と気づいた場合や妊娠が疑われるとき，心配なときには，産婦人科または婦人科を標榜する医療機関の診察をなるべく早期に受ける必要があります．産婦人科への早期受診の意義について，使用方法などの注意とともに妊娠検査薬の販売時に説明することが重要です．とくに未成年者などは受診が遅れがちになりやすいので，必須な情報提供の項目となります．

出産予定日については，以前は最終月経の開始初日から280日目を出産予定日としていたため，月経不順があると大きな誤差を生じていました．現在では，超音波診断（経腟法），尿検査により，1週間以内の誤差で判定が可能となっています．

また，産婦人科の受診に不安がある人もいるので，“知っておこう！”の産婦人科の診療の手順を参考にしてください．

◆知っておこう！◆　産婦人科（婦人科）での診療の手順

① 問診と診察：来院の理由・症状，月経歴，妊娠歴，既往歴，家族歴，薬物アレルギーなどの問診と概観の視診による簡単な診察を受ける．
② 尿妊娠反応：妊娠検査薬による尿中hCGの測定．
③ 婦人科内診，超音波断層検査（経腟法），子宮がん検診などの検査．
④ 結果の説明：正常妊娠かどうか，妊娠予定日，その他の疾患の有無などに関して診察の結果の説明を受ける．
⑤ 料金の支払い：自費診療料金などの設定により施設により多少異なるのであらかじめ聞いておく．
⑦ その後の診察は多くの場合1～4週間後に再診の予約をとり診察を受ける．妊婦教室などが開催され，生活上の注意などを学ぶことができる．出産を別の場所でする場合は，医師の指導のもと事務手続きなどを行ない出産に備える．妊娠期間中に体調が変化することが多いため，常に緊急に担当医師と連絡する方法を書きとめておく．

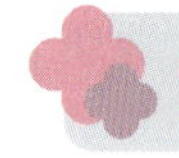

3．妊娠期

1）法律に定められている女性労働者の母性健康管理に関するシステム

女性労働者は，母子保健法に基づく妊産婦健診を受診するための通院時間を確保されることが法律で定められています．具体的には，産前の場合は，妊娠23週までは4週間に1回，妊娠24週から35週までは2週間に1回，妊娠36週から出産までは1週間に1回となっています．ただし，医師などがこれと異なる指示をしたときは，その指示により必要な時間を確保することができます．一方，産後（1年以内）の場合も，医師などの指示により，必要な時間を確保することができます．

また，母性健康管理指導事項連絡カードというものがあり，主治医などが行なった指導事項の内容を，仕事をもつ妊産婦から事業主へ明確に伝えるためのカードで，これにより事業主は必要な措置を講じる必要があります（**図5-1**）．

2）母子健康手帳

母子健康手帳の配布は，厚生労働省が母子保健事業の一環として，市町村に委託して従来から行なってきたものです．妊婦が自ら妊娠届けを市町村の市民課などに届けることによって無料で発行されます．母子健康手帳には妊娠中および生まれてから6歳になるまでの健康診査や予防接種の内容が，医療機関などにおいて記録されます．2002（平成14）年に10年ぶりに大幅に内容が改定されました（身長・体重の成育を確かめるグラフの簡

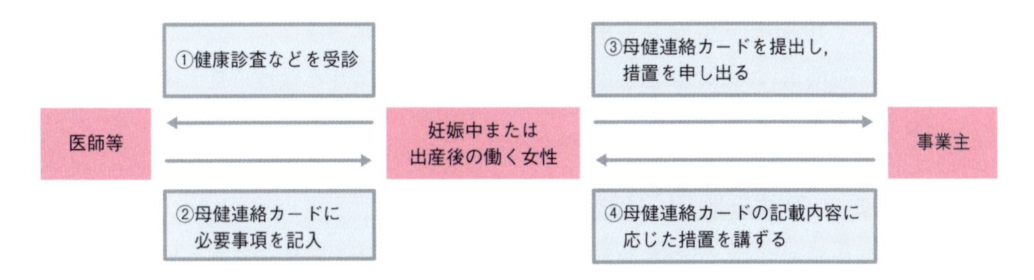

図5-1　母性健康管理指導事項連絡カード（母健連絡カード）の使い方

◆ 知っておこう！◆　妊娠中に必要な栄養の調べ方

妊娠用栄養アセスメント：http://www.ebnjapan.org/（DHQサポートセンター）
　専用の栄養価計算プログラムによって，およそ30種類の栄養素とおよそ50種類の食品の摂取量を算出することができます．

素化，父親・母親両方の育児休業取得記録欄，働く女性のための出産・育児に関する解説など）．子どもの成長には個人差があるという視点から，内容が記載されています．

　ワクチン接種の記録など，将来的に大切な情報源の1つとなり，子どもが成人したときに渡すことを意識して詳細に記録しておくと将来役に立ちます．とくにワクチンの接種，アレルギー歴などは細かく記録しておくことで，生涯にわたりその記録を服薬指導の際にも役立てることができます．

3）つわりの管理

　つわりが強く食事が困難になる場合があります．その際の留意点として，好きなものや食べやすいものを食べたり，量を小分けにして食べる，回数を増やすなどの工夫をします．また，においなどが気になるときには，無理して自炊をせず，食事を買ってきてもらうなど，家族の協力も必要です．とくに注意が必要なのは，水分の補給です．皮膚の乾燥感が出たり，便秘になることもあり，さらに脱水症状を呈して点滴が必要になる場合もあり，個人差があります．つわりがなくなった後，急に食欲が出ることがあるので，体重管理にも十分注意しましょう．

4）妊娠中毒症の管理

　妊娠中毒症とは，現在は正確には「妊娠高血圧症候群」といわれ，妊娠20週目以降に高血圧を発症し，産後12週までに正常に戻る状態をいいます．妊娠32週以降に起こることが多いですが，32週以前に起こる場合は重症化しやすくなります．最近では高齢出産も多く，妊娠中毒症には注意が必要です．妊娠後は塩分を控え，疲れやストレスをためないで，規則正しい生活を送ることが大切です．相談できる管理栄養士を探しておくこともお勧めです．

5）妊娠中の薬剤服用の相談

妊娠に気づく前に薬剤を服用してしまった，妊娠中の女性が薬剤を服用すべきかどうかなど，妊娠と薬剤に関する相談はさまざまです．医薬品が承認される際には妊婦を対象とした試験が実施されていないため，実際の使用実績をデータベース化したものなどを分析，活用していくしかありません．妊娠と薬剤の関係を考えるうえで，それぞれのリスクを考える前に薬のリスクをベースラインと比較することが大切です．

先天異常は，すべての出産に対して3～5%の頻度で発生するといわれています．これがベースラインリスクと呼ばれるものです．先天異常の多くは，風疹などの感染症やアルコールなどの外的要因によるものが5～10%とされ，薬によるものは1～2%にすぎないとの報告があります．また，妊娠週数によってリスクが異なるため，胎児の成長の変化についても理解すべきです（**表5-5**）．

およそ妊娠3ヵ月を過ぎると胎児の重要な器官の形成は終わり，催奇形性という意味では薬剤の影響はかなり小さくなるといわれていますが，それ以降でも薬剤によっては催奇形性を起こすものが報告されています．この時期に催奇形性が報告されている薬剤として，ダナゾールによる女児外陰部の男性化があげられます．妊娠2ヵ月以前にダナゾールを中止した症例からはこの催奇形性の報告がないため，ダナゾールの催奇形性が問題になる時期は妊娠3～4ヵ月といわれています．このように，催奇形性時期は薬剤によって異なります．

表5-5　妊娠時期の特徴と薬剤による影響

妊娠の時期	器官形成の特徴	薬剤による影響
妊娠4週未満	まだ胎児の器官形成は開始されていない	受精卵が着床しない，流産するなどのリスクがある．残留性のある薬剤には注意する．
妊娠4週から7週まで	胎児の体の原器が作られる器官形成期である	奇形を起こすかどうかという意味ではもっとも過敏性が高い．
妊娠8週から15週まで	胎児の重要な器管の形成は終わる	奇形を起こすという意味での過敏期を過ぎてその感受性が低下する時期だが，一部では分化などが続いている．
妊娠16週から分娩まで	成長がみられる	胎児に奇形を起こすことが問題となることはないが，胎盤通過し，胎児に移行する薬剤がある．
授乳期	—	母乳中に移行する薬剤があり，児は消化管を通して影響を受ける．

表5-6　妊娠と薬情報センター

「妊婦・胎児に対する服薬の影響」に関する相談・情報収集を実施しています．2017年に47都道府県全てに拠点病院が設置されました．ウェブサイトで相談方法や拠点病院などの情報をみることができます．

URL：https://www.ncchd.go.jp/kusuri

妊娠5ヵ月を過ぎると，催奇形性という意味で胎児に薬剤が影響を及ぼすことはなく，胎児毒性が問題となります．つまり，胎児の機能的発育に及ぼす影響や胎児環境の悪化(たとえば羊水減少)，発育の抑制などがあげられます．NSAIDsやACE阻害剤は，羊水量の減少が報告されており，胎児への影響がよく知られています．

こういった相談に対応するため，2005年10月より，厚生労働省の事業として，国立成育医療研究センターに『妊娠と薬情報センター』が設置されています(**表5-6**)．服薬の影響を心配する妊婦からの相談業務を通じ，妊婦の服薬情報とその後の出生児への薬の影響の有無に関する情報を収集・蓄積・データベース化することや服薬相談や添付文書の改訂への活用など，“妊婦の薬相談と情報収集”を行なう中枢機関としての役割を担っています．本章の“知っておこう！”で記載したように，治療と妊娠の両立を目指せるように添付文書を改訂するなど，新たな領域にも貢献しています．

その他，書籍や海外のホームページでは薬のリスクが調べられるなど，いろいろな情報が出されています．人によって服用時期，服用した薬の種類，現在抱えている不安などはさまざまであり，いろいろな機会を上手に情報提供できる環境づくりが大切です．

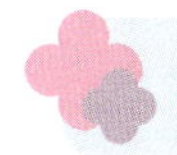

4. 不妊症

1) 不妊の定義

不妊とは，妊娠を望む健康な男女が避妊をせずに性交をしているにもかかわらず，一定期間妊娠しないものをいいます．日本産科婦人科学会では，この一定期間を1年と定義しています．また，妊娠はできても生児を得られない場合(流産・死産を繰り返す)も広義の不妊とされています．不妊は約10組に1組といわれていますが，近年，妊娠を考える年齢が上昇していることもあり，この割合はもっと高いともいわれています．不妊の原因は，男性側，女性側，あるいはその両方にあり(**表5-7**)，男性側に理由がある割合と，女性側に理由がある割合は，ほぼ半々だといわれています．

2) 不妊治療

不妊治療には**表5-8**のような方法があり，最初の治療は，妊娠しやすい排卵日に性交を促すタイミング法が基本となります．その後，各々の原因にあわせた基本的な薬物を使っ

表5-7　不妊の原因

男性不妊	女性不妊
① 造精障害(ほぼ9割を占める) ② 精子通過障害 ③ 性交障害 ④ 射精障害	① 排卵障害 ② 卵管障害(卵管狭窄など) ③ 着床障害(子宮内膜，黄体機能) ④ 頸管障害(頸管粘液，精子不適合，免疫因子など) ⑤ 原因不明(機能性不妊)

表5-8　不妊治療の手順

タイミング法	排卵日を診断して性交のタイミングを合わせる治療.
排卵誘発法	内服薬や注射で卵巣を刺激して排卵を起こさせる方法.
人工授精	採取した精液から運動している成熟精子だけを洗浄・回収して，妊娠しやすい期間に細いチューブで子宮内に注入して妊娠を試みる方法.
体外受精(IVF)	経腟的に卵巣から卵子を取り出して(採卵)，体外で精子と受精させ，数日後に受精卵を子宮内に戻す．2～5日間の体外培養後に可能な限り良好な胚を選んで腟の方から子宮内に胚移植する.
顕微授精(ICSI)	体外受精では受精させるための精子を卵子が入った培養液に加え，その中の1個の受精できる条件を満たした精子だけが受精するが，顕微授精ではただ単に元気に運動している形が正常な精子を1個捕まえて，受精させる精子として選択するため，選んだ精子がベストな精子かを明確に検査できない.

表5-9　不妊治療に使われる薬剤

卵胞の発育を促す薬	クロミフェン製剤 (クロミフェン，クロミッドなど)	脳の下垂体に作用して間接的に卵巣を刺激する経口薬.
	ゴナドトロピン製剤 (ゴナピュール，hMGフェリング，フォリスチムなど)	卵巣に直接作用するタイプの注射薬で，量や回数によっては非常に強力で，多胎や卵巣過剰刺激症候群にもなりやすい.
排卵を促す薬	hCG製剤 (ゴナトロピン，フェルチノームなど)	排卵を促す注射薬で，hCG製剤を投与すると約36～38時間後に排卵する.
	GnRHアゴニスト (ブセレキュア，ナサニールなど)	脳の下垂体に作用し，間接的に排卵を促す点鼻薬．hCG製剤と同様の使い方をする．長期使用により逆に排卵抑制作用があり，体外受精時の早発排卵防止にも使用することがある.
その他	GnRHアンタゴニスト製剤 (セトロタイドなど)	脳の下垂体の機能を一時的に抑制する．体外受精時の早発排卵の防止に用いる.

た治療が行なわれます．この際に排卵誘発剤が使用されることがありますが，副作用として排卵誘発に伴う多胎妊娠とともに卵巣過剰刺激症候群(OHSS：卵巣が腫大し，腹水の貯留，血液凝固能の亢進，乏尿などの症状)を起こすこともあるので，十分な説明と理解が医療者と患者側の双方に求められます(**表5-9**).

高度生殖補助医療(ART)のうち，排卵誘発をして採取した複数の卵子と精子をシャーレの中で受精させるのが体外受精(IVF)で，さらに高度な治療法として顕微鏡で見ながら精子と卵子を操作して受精させるのが顕微授精(ICSI)です．いずれも受精したうちのよい受精卵を器具で子宮内腔に戻します.

3) 不妊治療におけるメンタルヘルスケア

不妊の検査や治療は，肉体的にも精神的にも，また経済的にも大きな負担がかかります．したがって，治療への不安や子どもができないことによる家族や社会からの精神的な圧迫などに対する心のケアが必要です．また，不妊治療に伴う処置，検査，予後などについて適切な情報提供がなされたうえで，治療方法の選択・決定ができるための支援が必要です.

不妊専門相談センターは，各都道府県，指定都市，中核市に設置されており，不妊に悩む夫婦に対し，不妊に関する医学的・専門的な相談や不妊による心の悩みなどについて，医師・助産師などの専門家が相談に応じたり，診療機関ごとの不妊治療の実施状況などに関する情報を提供しています．

とくに治療法では，排卵誘発剤の種類と使用方法ならびに副作用（多胎妊娠と卵巣過剰刺激症候群），人工授精の適応と方法ならびに妊娠率と副作用，体外受精・胚移植の適応と方法ならびに妊娠率と副作用について個々に説明を受けられることが理想です．不妊相談センターを設置している施設の一覧は厚生労働省のウェブサイトで確認でき，電話，面接，メールなどの形式で相談が可能か確認することができます．

4）不妊の助成金システム

不妊治療は保険が適用されず，経済的な負担が大きいことから，2004年度からこれらの不妊治療にかかる費用の一部を助成する特定不妊治療助成事業が設けられました．これは，経済的負担の軽減を図るため，高額な医療費がかかる体外受精および顕微授精による不妊治療に要する費用の一部を助成するシステムです．特定不妊治療助成金制度は厚生労働省が実施している制度で，現在47都道府県どこでも受けることができます．

以前は不妊治療1回につき15万円でしたが，2016年から初回の助成金受取額の上限が30万円に増額されました．さらに，平均30万円かかっていた男性の精液検査，精子の採取の際にも上限15万円の不妊治療助成金が設けられることになりました．さらに，2016年から年齢制限が設けられ，40歳以上では通算3回までしか助成金を受けられなくなり，さらに43歳以上は助成金自体受けられなくなりました．今後は男性の不妊治療への助成の可能性も出てきます．行政の動向を見守り，情報を収集していくことが大切です．

chap

6 周産期・産褥期・産後（授乳期含む）

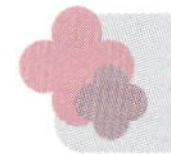

1. 周産期医療

周産期医療に用いられる基本用語について**図6-1**に示しました.

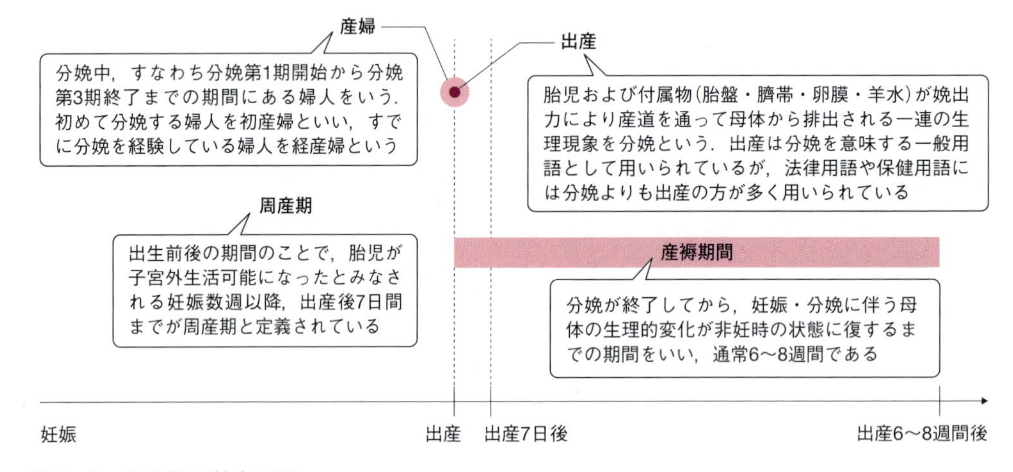

図6-1　周産期の基本用語
基本用語に精通し，ケースごとに適切な薬剤適応と使用に関する助言を行なうことが肝要である

知っておこう！　出生前診断

出生前診断：現在行なわれている出生前の診断技術には，超音波検査，絨毛検査，羊水検査，母体血清，マーカー検査などがあります．出生前診断の実施に際しては，十分な遺伝カウンセリングが行なわれることが必要であり，体制のより一層の普及と充実が必要となります．

新型出生前診断（NIPT）：正式名称は，無侵襲的出生前遺伝学的検査．母体から採取した血液で胎児の染色体異常（13番，18番，21番染色体の濃度を分析し，ダウン症候群などの3つの疾患（染色体疾患の約7割にあたる）の有無を出産前に調べる検査）で，今までの羊水による方法に比べて侵襲性が低く，診断精度も高い検査です．そのため，出生前診断が胎児の選別に悪用されかねないとした倫理的問題が指摘されています．

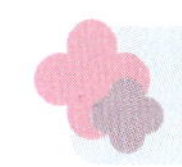

2．陣痛・分娩に関連する薬剤

1）子宮収縮抑制薬

子宮平滑筋に作用し，妊娠16週以後37週未満の切迫流産や切迫早産に使用されます（表6-1）．子宮収縮薬にはβ刺激薬，抗コリン薬，硫酸マグネシウムがあります．子宮にはβ受容体が存在し，β受容体を刺激すると，子宮の平滑筋を弛緩させます．妊娠16週以降の切迫流産・切迫早産に対する有効性が確認されています．心悸亢進（動悸）や手指振戦，嘔気などの副作用を生じることがあります．さらに重篤な副作用として，肺水腫，顆粒球減少症，横紋筋融解症があります．

抗コリン剤のピペリドレート（商品名：ダクチル）は，子宮の筋肉を収縮させるアセチルコリンに拮抗し，子宮収縮を抑制します．胎児への影響は少ないですが，主な副作用として，口渇や便秘，排尿困難などがあります．

硫酸マグネシウムは，対象は22週以降のリトドリン無効，またはリトドリンが使用できない切迫早産に用います．血中のMg^{2+}が増加してCa^{2+}との平衡が破れて，中枢神経系の抑制と骨格筋弛緩が起こります．急速静注の際にみられる麻酔様状態は，Mg^{2+}が神経筋接合部におけるアセチルコリンの放出を阻害し，神経インパルスの伝達を遮断して骨格筋弛緩を起こすと考えられています．$MgSO_4$の母体への副作用には頭痛，腱反射低下，脱力感があり，血中Mg濃度測定を行ないます．

2）子宮頸管熟化薬

妊娠41週以後は分娩誘発をした方が児の予後がよいとの報告があります．妊娠末期に子宮頸管が熟化していないときは器械的方法か薬剤で頸管の熟化をはかります．薬物療法として，PGE_2製剤であるジノプロストンの経口投与またはDHA-S製剤のプラステロン硫酸エステルナトリウム（レボスパ）の静注がありますが，日本ではジノプロストンは適応外となっています．レボスパは，子宮頸管に存在するDHA-S受容体に直接作用することで，子宮頸管の熟化を促進しますが，副作用として胎児徐脈，胎児仮死が報告されています．したがって，妊婦および胎児の状態を分娩監視装置などにより十分に観察するとと

表6-1　早産・切迫流産治療薬

分類	一般名（商品名）	切迫早産における子宮収縮の抑制	重症妊娠高血圧症候群における子癇の発症抑制・治療
β刺激薬	リトドリン塩酸塩（ウテメリン）	○	—
	イソクスプリン塩酸塩（スファジラン）	○	—
抗コリン剤	ピペリドレート塩酸塩（ダクチル）	○	—
子宮収縮抑制薬	硫酸マグネシウム・ブドウ糖配合（マグセント）	○	○

もに，投与後も同様に十分観察し，異常が認められた場合には適切な処置を施す必要があります．

3）陣痛促進薬

分娩誘発，促進の目的で使用される子宮収縮を目的とした薬剤は，オキシトシンとプロスタグランジンです．また，妊娠中期までの子宮内胎児死亡の場合，ゲメプロスト腟坐剤による陣痛誘発が行なわれます（**表6-2**）．

ジノプロストン（PGE_2）は，1時間ごとに1錠ずつ，最高1日6錠まで使用され，その間に陣痛が強くなったら服用をやめ，また場合によっては注射に切り替えることもあります．オキシトシンまたはジノプロスト（$PGF_{2\alpha}$）は点滴注射で即効性があり，調節性が高い薬剤です．しかし，とくにオキシトシンの感受性は個人差が大きいので，最小量から開始し自動輸液ポンプで正確に投与しながら慎重に増量します．

オキシトシンの開始後8〜10時間で分娩に至らなかった場合や，投与量20mU/minでも有効陣痛がなかった場合に$PGF_{2\alpha}$に変更します．$PGF_{2\alpha}$は喘息，緑内障，心疾患のある患者には使用できません．また，副作用として嘔気，下痢が認められることがあります．これらの薬は併用で過強陣痛を引き起こす可能性が高まることから，同時に使用せずほかの子宮収縮剤に変更する場合でも投与間隔を十分にあけます．

薬剤使用時は分娩監視装置を用い安全性に十分配慮しますが，非常にまれに子宮収縮が強く現れること（過強陣痛）があり，子宮破裂や頸管裂傷が起きたり，強すぎる子宮の収縮により胎児が低酸素状態になることも報告されています．薬剤を使用しても出産が順調に進まないときは，帝王切開が必要となることもあります．分娩誘発促進剤使用に関しては，事故も多く，使用に関する適応や過強陣痛や子宮破裂についての説明が十分に行なわれる必要があります．

子宮収縮剤による分娩誘発時，子宮頸管の熟化が十分に進んでいることが必要ですが，薬剤による頸管熟化法として，子宮頸部に作用し熟化を促進するプラステロン硫酸エステ

表6-2　陣痛誘発・促進，流産，人口中絶に使われる薬剤

<table>
<tr><th colspan="2">分類</th><th>一般名</th><th>妊娠末期における陣痛誘発・陣痛促進</th><th>流産</th><th>人口妊娠中絶</th></tr>
<tr><td rowspan="3">プロスタグランジン製剤</td><td>F_2</td><td>ジノプロスト</td><td rowspan="2">○[注1]</td><td>○[注2]</td><td>—</td></tr>
<tr><td>E_2</td><td>ジノプロストン</td><td>—</td><td>—</td></tr>
<tr><td>E_1</td><td>ゲメプロスト</td><td>—</td><td>○[注3]</td><td>—</td></tr>
<tr><td colspan="2">下垂体後葉ホルモン</td><td>オキシトシン</td><td>○[注1]</td><td rowspan="3">○[注4]</td><td>—</td></tr>
<tr><td colspan="2" rowspan="2">麦角アルカロイド</td><td>エルゴメトリンマレイン酸塩</td><td rowspan="2">妊婦には禁忌</td><td rowspan="2">○</td></tr>
<tr><td>メチルエルゴメトリンマレイン酸塩</td></tr>
</table>

注1）分娩監視装置により胎児心音，子宮収縮の状態を十分に監視する．感受性は個人差が大きいので，少量より開始する．
注2）適応症：治療的流産（卵膜外投与）
注3）適応症：妊娠中期における治療的流産
注4）適応症：流産

ルナトリウム(注射剤と腟坐剤)があります．プラステロン硫酸ナトリウムについては，その有用性の根拠と安全性について議論されており，薬剤による頸管熟化が必要な対象を熟考していく必要があります．なお，出産時の胎盤娩出後の子宮復古不全，弛緩性出血，また流産や人工妊娠中絶の後には，子宮収縮および止血作用の強い麦角アルカロイド製剤(メチルエルゴメトリンマレイン酸塩など)を使用します(**表6-2**)．

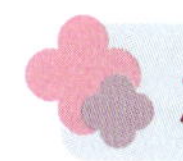

3．産褥期にみられる一時的な症状

産褥期には一時的にみられる症状があります．心身ともに大きな変化のある産褥期は，内外性器の解剖学的ならびに機能的な修復(復古)がみられる一方，乳房では乳汁分泌に伴う進行性変化がみられることを背景に，心理的にも不安定な時期ともいえ，十分なサポートが要求されます．**表6-3**は産褥期にみられる代表的な症状です．マタニティーブルーズ症候群や産後うつ，重症な例では産褥期精神病になるケースもあり，心身のケアにおいて重要な時期です．また，子宮復古不全，乳汁うっ滞などがみられることがあります．

妊娠中に内腔が30cm以上になった子宮は，子宮収縮によって胎児および胎児付属物を娩出した後，さらに収縮を続け縮小していきます．分娩直後に急激に収縮するのは，子宮の胎盤剥離面に生じた多数の血管の断端面を圧迫して止血する生体現象で，この子宮収縮によって分娩時出血量は500mL以下となります．分娩翌日には子宮の大きさは若干大きくなりますが，その後は順調に収縮を続け，分娩1ヵ月後にはほぼ非妊時の大きさとなります．このような通常の子宮収縮が認められない場合が子宮復古不全です．治療としては原因を取り除くことを第一選択とし，感染徴候の有無によっては抗生物質を投与します．

表6-3　産褥期にみられる症状

マタニティーブルーズ症候群	産褥初期に一過性にみられる生理的なもの．産褥精神病は，多くは産後1ヵ月以内に発症する病的なものである．産褥精神病には，精神科疾患として取り扱うべき産後うつ病，神経症様状態，非定型精神状態などがある．
子宮復古不全	分娩後，子宮は収縮を続け，分娩1ヵ月後にはほぼ非妊時の大きさとなる．しかし，このような通常の子宮収縮が認められない状態をいう．
乳汁うっ滞	下垂体ホルモンのプロラクチンによって乳汁の分泌が促される．妊娠・産褥期にプロラクチン濃度は妊娠週数の進行に伴い上昇し，分娩時にピークとなる．乳汁の分泌は分娩後に本格的に開始するが，この現象は妊娠後期にプロラクチンの作用を抑制していた胎盤から分泌されるエストロゲンやプロゲステロンが胎盤とともに排出されるため起こる．乳管がうまく開通しないと乳汁がうっ滞し，腫脹や疼痛などの症状が出る．乳汁分泌がスムーズに行なわれるようになると症状は軽快するため，マッサージなどで予防する．
産褥晩期出血	分娩24時間以内に起こる産褥期の異常出血をいう．産褥早期出血(24時間以内の異常出血)と比較して大量出血をきたすものは少ない．原因としては胎盤遺残，胎盤剥離部位の復古不全・血栓脱落，分娩時の難産道・子宮の損傷などがある．
産褥熱	分娩により生じた創傷に起きた感染と，それに続発する感染症で，感染が性器損傷部位に限局した限局性産褥熱と，敗血症のような全身性産褥熱とがある．産褥期の乳腺炎，腎盂腎炎などの偶発疾患による感染，発熱との鑑別は不可能なことが多い．かつては重症型の全身性産褥熱の頻度が高く，妊産婦死亡の重要な原因であったが，先進国では分娩の管理や抗生物質の進歩により産褥熱による死亡は激減している．

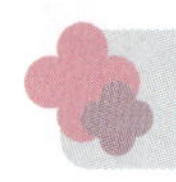

4．主な母子感染症

TORCH症候群とは，妊娠中の女性がかかった場合，胎児に奇形や臓器，神経，感覚器などの障がいをもたらす可能性のある感染症の総称です．T（トキソプラズマ原虫），O（その他），梅毒トレポネーマ（Treponema pallidum），R（風疹ウイルス），C（サイトメガロウイルス［CMV］），そしてH（単純ヘルペスウイルス［HSV］）のことです．

表6-4は母子感染の経路と主な病原微生物を示したものです．母子の感染の経路には，①体内感染，②分娩時感染，③経母乳感染が知られています．母子感染では，胎児が感染することにより障がいを起こしたり，キャリアになった胎児が後に発症したり感染源となる可能性があることが問題となります．

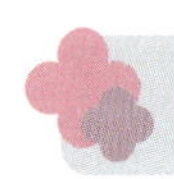

5．授乳に関連する乳房のトラブル

1）乳汁分泌不全

乳汁分泌が低下しもしくは不十分で育児に十分な乳汁を分泌できない状態をいいます．また，先天的に乳腺欠損や乳腺発育不全によりまったく分泌のない無乳症もごくまれに存在します．一般には母児の状態を十分に把握し，適切な授乳指導により解決することが多いです．

2）うっ滞性乳腺炎（乳汁うっ滞）

産褥の早期（2～4日から，1週間以内）に乳汁が乳管内にうっ滞して発現する炎症で非感染性のものをいいます．乳房の腫大，発赤，疼痛を伴います．治療に際しては，搾乳やマッサージによって乳汁うっ滞の改善をはかります．乳房の緊満，疼痛が強い場合は，消

表6-4　母子感染の経路と主な病原微生物

感染経路	細分類	機序	主な病原微生物
体内感染	経胎盤感染	母体血中の微生物が胎盤を介し胎児血液中に移行	HIV，HBV，HCV，HTLV-1，パルボウイルス
		母体血中の微生物が胎盤で増強し胎児血液中に移行	トキソプラズマ，風疹ウイルス，梅毒，CMV，HSV，ムンプスウイルス，インフルエンザウイルス，リステリア，結核菌
分娩時感染	上行感染	子宮頸部・腟に感染する微生物が羊膜・羊水などを介して児に移行	GBS，リステリア
	経産道感染	産道内に感染する微生物が児に移行	GBS，淋菌，クラミジア，CMV，HSV，HPV，リステリア
		産道内の母体血中の微生物が児に移行	HIV，HBV，HCV
	Placental leakage	子宮収縮により母体血液が児に移行	HIV，HBV，HCV
経母乳感染		母乳中から経口的に児に移行	HTLV-1，HIV，CMV，HBV，HSV，風疹ウイルス

炎鎮痛剤を服用し，冷湿布を併用すると効果的です．乳房高挙位での局所の安静も有効です．

3）化膿性乳腺炎

産褥2～6週で起こる乳頭からの細菌感染による炎症で乳汁うっ滞を伴います．起因菌としては黄色ブドウ球菌，レンサ球菌が多く，乳房の発赤，硬結，腫脹，疼痛と悪寒戦慄を伴う38℃以上の高熱をきたします．治療は局所の冷却および合成ペニシリン系またはセフェム系抗生物質，消炎鎮痛薬などを投与します．乳児への感染の危険性がある場合，授乳を中止します．

4）乳腺膿瘍

抗生物質が無効の場合，膿瘍形成を疑います（エコーなどにより検査）．治療は切開・穿刺・排膿を行ないます．疼痛などで授乳が困難な場合は搾乳して乳汁うっ滞を防ぎます．

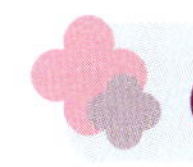

6．授乳と月経（産後の月経再開）

授乳の有無は産後の月経再開の時期に関係します（表6-5）．授乳をしないと，血中プロラクチンは産後 3週間程度で非妊娠時のレベルに低下し，排卵や月経の再開が早くなります．一方，授乳により分泌亢進されるプロラクチンは，視床下部のGn-RH分泌を制御し，下垂体からのゴナドトロピン分泌を抑えるため，排卵を抑制し，月経も認められません（産褥無月経）．

授乳期間が短いほど月経再来期間は早くなります．非授乳婦では2～4ヵ月で，授乳婦でも6～10ヵ月で月経が再来します．断乳後は1ヵ月でプロラクチン値は正常値に戻り，1～3ヵ月で月経が発来します．また，初回月経の約30%は無排卵ですが，第2周期目では80%，第3周期目では95%は排卵周期となります．したがって，たとえ授乳をしていても産後8週を過ぎたら確実な避妊を考えることが必要となります．

表6-5　授乳と月経

授乳〔性〕無月経	産褥期無月経の期間は，授乳婦の方が非授乳婦よりも長い．産褥期（6週間）を過ぎても，授乳が原因で無月経が続いているものを授乳性無月経という．通常は6ヵ月程度で月経が再開するが，なかには年余にわたって無月経となり，授乳を止めなければ月経発来をみないものもある．
産褥無月経	産褥期～授乳期にみられる生理的無月経をいう．産褥期には胎盤剥離面の子宮内膜の再生に約6週間を要することと，卵巣機能の回復が遅れるために，通常3～6ヵ月間の無月経をきたす．分娩後の無月経期間は授乳の有無で大きく左右される．授乳期間は高プロラクチン状態のための無排卵性無月経のことが多い．一方，授乳中でも月内に50%の月経再開をみる．100日以内には60%，6ヵ月以内に80%の割合で月経が再開する．

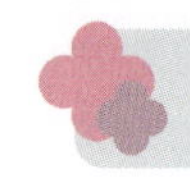

7．乳汁分泌に影響する薬

1）ドパミン作動薬による乳汁分泌の抑制

出産後やむをえない理由で乳汁分泌を抑制しなければならない場合があります．死産，新生児死亡，中期人工妊娠中絶，母乳移行が問題となる薬剤の服用中や社会的な理由などがあります．乳汁分泌を促すプロラクチンの分泌は，ドパミンにより抑制されているので，ドパミン作動薬を用いると乳汁分泌の抑制効果があります．カベルゴリン（産褥性乳汁分泌抑制薬）は，従来のドパミン作動薬に比べきわめて強力かつ持続的に作用し，産褥期の単回投与で乳汁分泌を完全に抑制し，ドパミン作動薬に特有な吐き気，嘔吐などの副作用の発現も少なく，その程度も軽度です．

胎児娩出後２日以内に通常1mgを１回のみ経口投与します．胎児娩出４時間以内の投与は避けます．１回投与で，28日を超えてプロラクチン値が基準値で維持され乳汁分泌および乳房緊満感が抑制されます．１回のみの服用のため副作用はほとんどありません．また，妊娠中毒症，産褥期高血圧の患者には使用できません．

2）乳汁分泌を促進する薬

プロラクチン分泌を促進して，乳汁分泌を増加させる薬剤があります．これらは乳汁移行量が多いため，乳汁分泌促進の目的で使うべきではありません．FDAは，乳汁分泌を促す薬として，米国で未承認のドンペリドンが使用されていることについて乳児に未知のリスクがあるとして，2004年に使用禁止の警告を発しています．また，非妊娠時でも乳汁漏がみられることがあります．スルピリド，メトクロプラミド，ピモジド，フェノチアジン誘導体，ブチロフェノン類，三環系抗うつ薬，メチルドパ，シメチジン，ドンペリドンなどがあります．

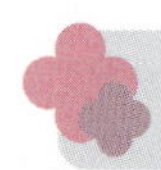

8．授乳中の薬剤投与（乳汁中への薬剤移行）

新生児にとって母乳は，最良の栄養源です．とくに初乳は免疫グロブリンやラクトフェリンなどの免疫関連物質が多く含まれ，新生児の未熟な免疫能を補う役割があります．そのため，授乳期の母親が疾病治療のために薬物療法を受ける場合には，母乳を介して移行する薬物の影響を検討し，乳汁移行へのリスクと授乳によるメリットを個々の患者と薬剤ごとに評価しなければなりません．基本的には，母体が服用した薬剤の多くは乳汁中に移行しますが，その程度は母体における薬剤の血中濃度，蛋白結合率，脂溶性の程度，pHなどにより異なります（**表6-6**）．

薬物の母乳への移行性は，母乳中薬物濃度（M）と血漿中濃度（P）の比で表すことができます．M/P比が1より小さいと母乳移行が小さく，M/P比が大きいほど母乳中への移行

表6-6　薬剤が乳汁中に移行する要因

項目	特徴
脂溶性	• 脂溶性の高い薬物（バルビツール酸やサリチル酸）は，脂肪滴に溶け込み母乳中に容易に移行する． • 脂溶性の低い薬物は，ほぼ100％非イオン型でも母乳中に移行しにくい．
蛋白結合率	• 血漿蛋白との結合率の高い薬物は移行しにくく（例：ワーファリン），結合率の低い薬物は移行しやすい（例：アルコール）．
分子量	• 200以下の分子量が小さい水溶性薬物は，膜中の狭い親水性孔を通過し母乳中に移行する． • 高分子化合物はほとんど移行しない．
pH	• 血漿中のpHは約7.4で，乳汁中のpHは約7. • 母乳の方が酸性であるため，酸性の薬剤に比較して塩基性の薬剤のほうが母乳中に移行しやすい．

表6-7　薬剤の母乳移行の程度を示す主な指標

RID（％）（相対乳児摂取量）＝乳児摂取量（mg/kg/day）/母体摂取量（mg/kg/day）
乳児摂取量＝薬剤の母乳中濃度×哺乳量
薬剤の母乳中濃度＝母親の血漿中濃度×M/P比
M/P比（M:milk母乳中濃度，P:plasma母乳血漿中濃度）

が大きくなります．しかし，このM/P比は血漿中濃度と母乳中濃度の最高濃度到達時間がほぼ同じ場合には有用ですが，母乳中への最高濃度到達時間が遅い場合などは蓄積傾向をみることもあり，リスクも大きいため使用にあたっては注意が必要です．また，母乳においても一部の薬物（プロカインアミド，ジソピラミド，プラゼパムなど）では代謝も行なわれることがわかっています．

また，母親への投与量に対する乳児の摂取量の割合をRelative infant dose（RID）で表します．RID＜10％なら安全性が高いと考えられ，多くの薬剤はRID＜1％です（**表6-7**）．

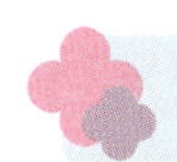

9．妊娠中・産褥期の下部尿路症状（尿失禁・頻尿）の理解

1）女性下部尿路診療ガイドラインにみる妊娠中・産褥期の下部尿路症状

女性下部尿路症状診療ガイドライン（以下，ガイドライン）は，2013年11月に日本排尿機能学会により発刊されました．女性に多い蓄尿症状だけでなく，排尿症状，排尿後症状について診療の指針の提示とその普及に貢献することを目的としています．女性の下部尿路症状に特化したガイドラインはわが国では初めてのことです．

ガイドラインでは，妊娠中・産褥期の下部尿路症状・過活動膀胱に関して，次のように述べています．

①下部尿路症状*のリスク因子は，2回以上の分娩，便秘，出生児体重，会陰切開
②過活動膀胱**のリスク因子は，2回以上の分娩，出生児体重，会陰切開

＊下部尿路症状：蓄尿症状（溜めにくい症状），排尿症状（出しにくい症状），排尿後症状（残尿感，排尿後尿滴下）
＊＊過活動膀胱：急に起こる我慢できないような強い尿意（尿意切迫感）が必須症状で，通常は頻尿や夜間頻用を伴い，場合によっては切迫性尿失禁が起こる．

2）妊娠および分娩と尿失禁・頻尿との関連

①尿失禁

ガイドラインでは，800例の正常妊娠女性を対象とした検討において「夜間頻尿が最も多く，ついで，腹圧性尿失禁，切迫性尿失禁，頻尿が認められ，いずれも妊娠周期の進行に伴い，増加した」と述べられています．

失禁のタイプ別では「腹圧性尿失禁は経産婦に多く，他の下部尿路症状は初産婦に多く」，妊娠中および分娩後の下部症状について検討した報告によると「蓄尿症状は妊娠初期から認められ」「分娩後には腹圧性尿失禁は継続し，その他の蓄尿症状は改善する」と報告されています．

尿失禁の発生については「初回妊娠および出産の５年後には腹圧性尿失禁が30%，切迫性尿失禁が15%に認められ，出産後３ヵ月で両症状がある女性では，症状が持続するリスクが高い」とされています．

経腟分娩と帝王切開の場合の下部尿路症状の発症の比較では「腹圧性尿失禁が経腟分娩で多く，妊娠初期に腹圧性尿失禁があった女性では，経腟分娩，帝王切開の両者のいずれにおいても分娩１年後に腹圧性尿失禁を認めるリスクが高かった」と報告されています．

また，「現代の妊婦のマイナートラブルの種類，発症率及び発症頻度に関する実態調査」では，妊娠初期から41.1%の妊婦に腹圧性尿失禁がみられ，妊娠経過とともに発症率が高くなり，末期には 65%に達することが示されています．

②頻尿

上記の実態調査によると，頻尿は妊娠全期を通じて90%以上の妊婦に発症し，妊娠の経過とともに頻度が高くなります．さらに，妊娠末期は中期より優位に高いこと，また，妊婦におけるマイナートラブルのなかでは，もっとも発生頻度が高いことが確認されています．

3）周産期・産褥期に起きやすい下部尿路症状とその原因

①妊娠初期の下部尿路症状

妊娠初期の尿失禁は，くしゃみ，咳，重い物を持ち上げるなど，腹圧がかかったときに尿が漏れる腹圧性尿失禁が主で，妊娠初期の腹圧性尿失禁は，エストロゲン，プロゲステロン，リラキシン***などのホルモンの影響によるものと考えられています．

②妊娠中期の下部尿症状

妊娠初期と同様に，ホルモンの分泌により骨盤底筋が緩みやすくなります．妊娠中期になると胎児の成長とともに体重も増加し，膀胱を圧迫するようになります．そのため，一層骨盤底筋が引き伸ばされ収縮力が弱まることで尿失禁が起こるようになります．妊娠初期に尿失禁がみられなかった妊婦でも，中期に入ると尿失禁が起こる割合が高くなりま

***リラキシン：卵巣，子宮，胎盤から分泌される女性ホルモン．妊娠中に分泌され，関節や靱帯を緩める働きがあり，分娩時にズムーズに児が出てこられるように，とくに妊娠中期から後期にかけて分泌量が多くなる．

す．また，中期に入ると大きくなった子宮が膀胱を圧迫し，頻尿傾向になり，十分に尿がたまらなくても尿意を感じるようになってきます．妊娠中下部尿路症状でもっとも多いのは頻尿といわれています．

③妊娠後期

胎児の成長はますます進み，大きな圧力が膀胱にかかるようになります．また，ホルモンの作用で骨盤底筋の弛緩に加え，子宮頸部が次第に軟化してきます．こうなると少し後からででも尿漏れが起こりやすくなります．また，頻尿も一層ひどくなり，時には子宮の圧迫により，尿が十分にためられないだけでなく，尿を出し切れないことも起きやすくなるため，残尿による頻尿も多くなってきます．

4）骨盤底筋体操による尿失禁の予防効果

前述のガイドラインでは，妊婦または産後に対する骨盤底筋体操の尿失禁に対する予防の有効性が述べられています．また，産後に骨盤底筋体操を始めた人に比べると，妊娠前，妊娠中に実施していた人の産後の継続率が有意に高いことも確認されています．したがって，尿失禁の予防や治癒に効果がある骨盤底筋体操は分娩後から始めるのではなく，その前から指導を受け，実施することが望ましいと思われます．

5）妊娠中・産褥期の尿失禁の予防とケアのための生活習慣

①体重管理

妊娠週数が進むにつれて，胎児の成長とともに骨盤底筋，膀胱にかかる負荷が大きくなります．過度の体重増加は尿失禁のリスクを高める原因になるため，当然のことながら体重の適正管理が重要になってきます．推奨体重増加量を参考に体重管理を行なう必要があります（表6-8）．後述の便秘防止にも関連しますが，体重管理は食事と運動をうまく組み合わせる必要があり，妊娠中の食事管理が基本となります．

②便秘防止

排便時にいきむことが骨盤底筋に強い負荷をかけることになるため，便秘にならないよ

表6-8　体格区分レベル：妊娠全期間を通しての推奨体重増加量

体格区分	推奨体重増量
低体重（やせ）：BMI18.5未満	9～12Kg
ふつう：BMI18.5以上25.0未満	7～12Kg
肥満：BMI25.0以上	個別対応*

＊BMI25.0をやや超える程度の場合は，およそ5kgを目安とし，著しく超える場合には，他のリスクなどを考慮しながら，臨床的な状況を踏まえ個別に対応していく．

うに体重管理の意味も含めてバランスのとれた食事を心がける必要があります．

十分な睡眠や運動も必要ですが，運動は妊娠中は安定期に入ってから，分娩後は，産褥体操からはじめ，産褥期が終わるころに軽い運動から始めるようにします．

また，食事・運動・睡眠の3要素を改善しても便秘が改善しない場合には，緩下剤（酸化マグネシウムなど）の使用も検討します．ただし，貧血のために鉄剤などを服用している場合は，鉄剤の吸収が阻害されることもあるので注意が必要です．

③骨盤底筋体操

尿失禁の予防のため，また，産後の尿失禁の早期改善のためには，妊娠前から骨盤底筋体操を習慣として実施しておくことが望ましいといわれています．妊娠してから開始する場合は，安定期に入った16週以降に行なうようにし，主治医に相談してから始めます．分娩後は，子宮が回復する産褥期が過ぎてから開始するようにします．

骨盤底筋体操の具体的な実施方法・注意点などは，以下の通りです．通常1セット10回程度を1日5～10回程度行ないます．

- とくに初心者は，骨盤底を意識できるように腹式呼吸などで全身の緊張を緩めます．
- 骨盤底筋を選択的に動かすことが筋力アップや，必要なときに筋肉が動くために役に立ちます．
- 骨盤底筋を選択的に動かすには，腹筋，殿筋，内転筋を使わずに骨盤底筋のみを動かしますが，まずは肛門を意識しながら，ゆっくりと締めます．
- このとき絶対にやってはいけない動作は，腹筋（腹直筋）を使うことです．腹筋を使うと骨盤底に負荷をかけることになり，この間違った動作が尿失禁を一層悪化させる原因になってしまいます．
- 腹筋を使っていないかどうかは，お腹に手を当てて強く上下したり，硬くなったりしていないかをみることで確認します．
- 締めた後すぐに緩めますが，緩めるときは意識的に力を入れて下ろそうとするのではなく，何もしなくなる（離す）ようなイメージで力を抜きます．そのときに，骨盤底がフワーっと広がる，もしくは全体的にスーッと降りてくるような感覚があるかどうかを確認します．この感覚があることが，骨盤底筋が締まっていた証になります．
- トレーニングはどのような姿勢で行なってもかまいません．自分がやりやすい，もしくは骨盤底の動きが確認しやすい姿勢で実施します．

（速筋のトレーニング）

締めたり緩めたりを繰り返します．初めのうちはゆっくり動きを確認しながらでもよいのですが，次第に1秒で「締める→緩める」程度の早さにしていきます．これを1セット10回程度，1日10セット程度実施します．

（遅筋のトレーニング）

締めたまま3～5秒間そのままにしてから緩めます．自分ができる秒数から始めます．締め続けるときに呼吸は止めないようにします．これを1セット3～5回程度，1日3セット程度実施します．

6）尿失禁ケア用品の種類

産褥期は悪露（おろ）もしばらく続くので，生理用品を使用することがあります．尿失禁が軽度の場合は生理用品でもある程度は対応できますが，尿を固めて逆戻りさせないポリマーの量が少ないので，漏れ量が多ければ尿とり専用のパッドを使用したほうがよいでしょう．軽失禁用尿とりパッドはライナーから200cc以上吸収するものまで，ラインナップが豊富なので，漏れ状態に合わせて適切に製品を選択する必要があります．また，漏れる頻度も量も少なければ，洗濯が可能な失禁パンツを使用してもよいでしょう．ただし，失禁パンツは失禁量が多くなるとパンツの縫製部分（縫い目）から尿が染み出てくることもあるので，注意が必要です．

7）妊娠中・産褥期の尿失禁の治療や相談について

妊娠中・産褥期に尿失禁の症状がある場合は，まずはかかりつけの産婦人科の医師に相談します．それでもどうしても対応が難しい場合は泌尿科の受診を考えます．最近はインターネットなどでも医療機関の検索ができることから，ネット情報を参考にすることも可能です．

10．妊娠中・産褥期の尿路感染症

妊娠が進行するにしたがい膀胱の圧迫が起こること，またプロゲストロンの作用により尿路平滑筋の弛緩が起こることから，膀胱の収縮力が弱まり残尿が多くなることで，尿路感染症の原因になることも多くなります．また，妊娠中の抵抗力の低下，産褥期は分娩による疲労から来る抵抗力の低下，悪露による陰部の汚染などから尿路感染が起こりやすくなります．

尿路感染の防止には，陰部を清潔に保つ，尿意を我慢せずに排尿し，尿を出し切るようにすることが大切です．また，体を冷やさないようにすることや，飲水量をしっかり保つことも大切です．分娩が長時間に及んだ場合，陰部周辺の神経の圧迫が長くなり一時的な尿閉をきたす場合もあり，この状態も尿路感染のリスクを高めることになります．時間の経過とともに尿は出るようになりますが，それまではカテーテル法などの対処が必要になることもあります．

11．妊娠中や産後に起きやすい痔疾患（肛門症状）

1）痔の種類とその特徴

①痔の種類

（1）痔核（いぼ痔）

肛門管の上にできるものを内痔核，肛門管の下にできるものを外痔核といいます．直腸下端から肛門にかけての柔らかい組織（肛門クッション）に含まれている静脈叢のうっ血・拡張，結合組織や弾性繊維の肥大化や断片化によって生理的な肛門クッションが次第に大きくなり，痔核となっていきます（**表6-9**）．痔核の成因はいくつかの要因が複雑に絡んではいますが，排便そのものが大きく関係しています．

主な成因としては，便が硬くていきむ排便習慣，下痢を繰り返して肛門周辺の刺激が高まる，肝炎や肝硬変，妊娠・分娩などが考えられます．

（2）裂肛（切れ痔）

裂肛は女性に多く，硬い便が肛門を通るときに肛門管の内面（上皮）に亀裂または潰瘍を形成する疾患です．肛門が広がりにくい（内肛門括約筋の緊張が強い）人に起きやすく，治りかけのときに硬い便が肛門を通ることで裂肛を繰り返すことから慢性の裂肛となり，治癒しにくくなります．妊娠中はとくに便秘になりやすいので，慢性化を避けるためには，食事・運動などで硬便の改善がみられなければ，緩下剤を服用するなどして便を軟らかくして，強くいきまなくても排便できるようにします．排便後は肛門部を温浴するなどして清潔に保つようにして血行を促します．排便後に痛みがあるようであれば，麻酔作用のある坐薬などの使用も検討します．排便時の痛みが続く場合は，まず主治医に相談し，必要に応じて外科受診も検討します．

（3）痔瘻（あな痔）

肛門周囲の皮膚に膿の出口をもち，その奥に化膿創と瘻管のある病気をいいます．痔瘻の大部分は肛門周囲膿瘍に続いて発症します．痔瘻は肛門陰窩という小さなくぼみの中に便中の細菌が侵入して感染を引き起こすためといわれており，下痢がきっかけになることがしばしばあります．

表6-9　痔核の症状からみた分類

第Ⅰ度	出血するだけ
第Ⅱ度	排便時に脱出するが排便終了後は自然に戻る
第Ⅲ度	排便時に脱出し，排便補は手で押し込まないと戻らない
第Ⅳ度	常に脱出している

2）痔を予防するための生活習慣

①排便の調整

排便調整の目的は排便時に肛門へかかる負担を減らすことにあります．そのためには，短時間の排便，排便回数を少なくする，あまり硬くない便（ブリストルスケールで4〜5）を排便できるようにすることが大切です．つまり，痔は排便障害（便秘や下痢）が誘因となったり，悪化要因になるので，予防のためには便秘や下痢にならないようにする必要があります．

便が硬くなるのを防ぐためには，食物繊維や水分を十分にとることが大切です．妊娠中はどうしても便が硬くなる傾向があるので，水分を十分にとり，主治医に相談のうえ，緩下剤の使用も検討します．ただし，刺激性の下剤は下痢になることが多く，肛門への負荷が増すことになるので，避けるようにします．

②排便姿勢

痔核は肛門の静脈叢や結合組織の集まりである肛門クッションにうっ血や排便時の怒責（いきみ）により負担がかかることで発症するので，負担がかかることは避けるようにします．排便にかかる時間は短いほどよいので，長期間トイレに座った姿勢のままでいることは，和式でも洋式でもよくありません．トイレで新聞などを読んだりして過ごす習慣も肛門に負担をかけるのでやめるようにします．便意を逃さず短時間で排便することが大切です．

③冷えや長時間立ったまま，座ったままの姿勢を避ける

いずれも血流を阻害する行為のため痔疾患にはよくありません．冷えないような工夫や1時間ごとに「座る，立つ」を繰り返すなどして血流が悪くなるのを避けるようにします．

④ストレスを溜めないで睡眠を十分に

ストレスによって，便秘になったり，下痢になったりする場合があります．また，ストレスによって睡眠障害が起こると，体内時計の狂いによって排便がより不規則になることがあります．とくに妊娠中期から後期にかけては，ホルモンの関係，腹部の苦痛，頻尿などで睡眠不足になる場合があります．産褥期は児への授乳やおむつ換えなどで睡眠が中断されてしまうことが多くなります．夜間の育児は配偶者にもできるだけ協力してもらえるよう相談することも大切です．夜間，多少眠れなかった場合でも，決まった時間に起床して太陽の光を浴び，体内時計をリセットすることが排便調整にもよい影響を与えるといわれています．

3）症状に応じた適切な痔疾患用剤の選択

ボラザGは炎症性浮腫の緩和，ポステリザンは創傷治癒，ヘルミチンSは出血症状の緩

表6-10　痔疾患治療薬の特徴と剤形

分類	薬剤名	特徴
抗炎症薬	プロクトセディル坐薬，軟膏	鎮痛作用，止血作用，抗菌作用
	ネリプロクト坐剤，軟膏	鎮痛作用
循環改善薬	ボラザG坐剤，軟膏	抗浮腫作用，表面麻酔作用
局所収斂薬	ヘルミチンS坐剤	鎮痛作用，創面保護作用
肉芽形成促進薬	ポステリザン軟膏	局所感染防御作用，肉芽形成促進作用
	強力ポステリザン軟膏，坐薬	局所感染防御作用，抗炎症作用，肉芽形成促進作用

和に有効です．また局所麻酔薬が配合されているボラザG，ヘルミチンSは疼痛緩和作用があります（**表6-10**）．

4）痔の治療法

①痔核の治療

（1）手術

まずは軟膏などの治療を優先しますが，どうしても痛みがひどく，日常生活にも支障があるような場合は，妊娠24週以降であれば，局所麻酔や腰椎麻酔による手術も考えます．

通常，痔の手術は，第Ⅱ度以上の内痔核が対象となります．腰椎麻酔下で内痔核の結紮切除術を行ないます．根治性は高いのですが，術後の痛み・出血の危険性が高く，10日ほどの入院が必要となります．

（2）硬化療法

第Ⅰ度～Ⅱ度の内痔核（出血か軽い脱出感）の場合は，硬化療法という治療が行なわれることが多くなります．硬化療法はパオスクレーという薬剤を直接内痔核に注入する方法で，日帰りが可能です．ただし，妊婦や産婦などに対する安全性は確立されていません．2017年からはジオン注を内痔核周辺に注入し，内痔核を固めてしまう治療方法が開始されました．有効性も高く，日帰り手術もしくは数日間の入院が必要となりますが，妊婦，授乳婦には禁忌となっています．

（3）ゴム輪結紮術

第Ⅱ度以上の内痔核が対象で，医療用のゴムの和を内痔核の根本にかけて血行を遮断する方法です．

（4）保存療法

第Ⅰ度やⅡ度の内痔核が対象で，坐薬，内服薬，排便習慣や食生活などの生活習慣の是正や肛門部の衛生を図ります．いずれにしても大切なのは，食生活になります．

②裂肛の治療

(1) 保存療法

便通を整え，排便習慣や食生活などの生活習慣の是正や肛門部の衛生を図ります．

(2) 薬物療法

裂肛では，肛門括約筋が過緊張の状態（攣縮）にあり，強い痛みを起こしているので，緊張を緩める薬剤（ニトログリセリン軟膏など）を使用して痛みの軽減を図り，治癒に向けます．

(3) 手術

保存療法や薬物療法を行なっても効果がない場合に，以下の手術を行ないます．

・内括約筋側方皮下切開術：肛門部の狭くなっている内肛門括約筋の一部を切開して肛門を拡張し，病変がある部分のみを取り除く手術です．現在はこの手術が主流になっています．

・用手肛門拡張手術：肛門に指を挿入し狭くなった肛門を広げる方法で，切開は行ないません．

・皮膚弁移動術：裂肛が慢性化し，潰瘍を作り肛門ポリープや皮膚痔を伴い，肛門括約筋がひどい狭窄の場合に行ないます．

5）地域の専門医情報の入手

妊娠中・産褥期に痔疾患の症状を感じたら，早期に産婦人科の医師に相談します．産婦人科の医師で対応が困難な場合は，消化器外科，外科，肛門科などの専門医を受診します．インターネットなどで検索した情報を参考に，消化器外科，外科，肛門科を受診することも可能です．

12．便秘（妊娠中から産後）

1）妊娠時の便通の特徴

妊娠すると，妊娠を継続するためにプロゲステロンが大量に分泌されます．このホルモンには，筋肉の収縮を抑える作用があるため，腸の動きを緩慢にさせてしまい，便秘になりやすくなります．妊娠初期の段階から便秘になるのは，主にこのホルモンが原因になります．妊娠中期以降は，このホルモンの作用に加え子宮が大きくなることで，便の通過を妨げることが便秘の原因になります．そのうえ，お腹が大きくなると，どうしても動くことが億劫になり，運動不足も便秘に影響します．

2）妊婦が使用できる下剤など

①塩類下剤

酸化マグネシウム（マグラックス錠，マグミット錠）1日2000mgまでを調整しながら服用します．内服時には水分摂取を心がける必要があります．

②刺激性下剤

ピコスルファートナトリウムを大量に使用することで子宮の収縮が起きる場合もありますので注意は必要ですが，通常の用法用量であれば問題ないといわれています（長期連用は避けるようにします）．市販の下剤を使用する場合，刺激性下剤と知らずに使う場合もあるので，便秘の相談を受けた場合には，市販の下剤を使用していないか，使用しているとすればどの下剤を使っているのかを確認する必要があります．

③整腸剤

腸内細菌のバランスを整え，便秘改善を促します．

④オリゴ糖

オリゴ糖は善玉菌の餌になり，腸内環境を整え，便秘の改善を促します．胃・小腸で吸収されにくいので，便秘の予防改善に有効ですが，ブドウ糖などの糖が含まれている場合もあるので，表示を確認する必要があります．

3）便秘のケアに役立つ生活習慣

①食事が基本

妊娠初期はつわりなどで食事がとれない場合もありますので，その場合はとにかく口に合う物をできるだけ食べるようにします．妊娠中期以降は，バランスよく（食物繊維も水溶性，不溶性のバランスを考える），必要な量を規則正しく食べることが大切です．適量の水分（1日1000～1500mL）をとることも忘れないようにしましょう．

②睡眠は規則正しく，睡眠時間は7時間程度

③適度な運動

④便意があるときに排便する（便意を逃さない）

⑤排便時の姿勢は座位でやや前傾，足は爪先立ち

⑥プロバイオテクス（人に有用な影響を与える生きた微生物），プレバイオテクス（腸内細菌の餌）をうまく取り入れ，適度な硬さの便が作れる腸内環境を整えます．

⑦緩下剤の使用

強い怒責は骨盤底筋の脆弱化や痔疾患の原因になることがあるため，硬い便を強いいきみで排便しないことが大切です．食事療法などの対策をしても硬い便になってしまう場合は緩下剤を使用しますが，主治医と必ず相談してから使用するようにします．

memo

chap
7 性感染症

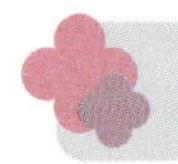

1. 女性の性感染症の問題点と特徴

1）女性の性感染症の特徴

性行動の若年化，複数のパートナーとの性行為など，性感染症がより低年齢層まで拡大し，若年層における性感染症の蔓延が大きな問題となっています．とくに女性の性感染症は，不妊症，母子感染，場合により子宮頸がんに罹患するなど命に直結する場合もあり，単に疾患として捉えるのではなく，広いスペクトラムで考えなければなりません．性感染症の感染部位である性器が解剖学的に男女でまったく異なることから，疾病の経過にも男女で違いが生じます．また，女性は病原体への暴露が同じでも男性より性感染症にかかりやすく，とくに自覚症状の欠如や，続発するリスクとして，不妊，母子感染などがあります．

表7-1は女性の性感染症の特徴です．男女の解剖学的な違いは性感染症を理解するうえで，必ず確認しておくべき項目になります．

表7-1　女性の性感染症の特徴

解剖学的特徴	・とくに10～20代の子宮頸部は感染しやすい円柱上皮が腟内に露出している．30代で内部に引っ込むまでの子宮頸部は病原微生物に影響されやすい． ・男性と異なり尿や洗浄によって性器を洗うのが容易ではない． ・病原体が腟，子宮，卵管，腹腔内へ侵入していく経路が存在し，骨盤内感染症など重症化しやすい．
自覚症状	・男性に比べ，性感染症感染部位が可視化できないことが多く，視認による症状の自覚がしにくい． ・淋菌やクラミジアによる男性尿道炎と女性頸管炎を比べると，尿道炎は尿道分泌量の多量，膿性，排尿痛が自覚される．しかし，頸管は痛覚を欠く産道の一部であるため，症状が自覚されず，また女性は帯下の増減に気づかないことがある．自覚症状の少なさから，男性に比べ女性は受診が遅れ，感染の持続期間が長く，一般に抗体価は女性で高い．
続発するリスク	・卵管性不妊症の要因となる（腹腔内に侵入したクラミジア，淋菌は子宮，卵管，卵巣を巻き込む形で癒着し，卵管の可動性など卵管機能を損なう）． ・子宮外妊娠（卵管妊娠）の要因となることがある（クラミジア，淋菌の上行性への侵入過程において，一過性の卵管内膜細胞の損傷や卵子の卵管通過障害を起こす）． ・妊娠中の経胎盤感染や出産時の胎児への経産道感染など母子感染の可能性がある． ・高リスク型ヒト乳頭腫ウイルス（HPV）が検出された場合には子宮頸がんや外陰がんなどの発生をみる可能性がある． ・粘膜組織の障害により後天性免疫不全症候群（AIDS）に感染しやすくなる．
その他	・JKリフレや，かつては援助交際などが社会問題となるなど，10代の女性は性行為の相手の年齢が高く，性行動が活発である男性との性交をする可能性がある．

2）行政の施策

日本性感染症学会が発行する「性感染症　診断・治療ガイドライン」の2016年度版では，**表7-2**に示した17種類の疾患について，それぞれの疾患の解説，診断の流れ，治療法など，学会として推奨する標準的な方法が示されています．最新版が日本性感染症学会のホームページからもダウンロードでき，症状とその鑑別診断や疾患別診断と治療などを写真なども含めてみることができます．また，一部の性感染症は，「感染症の予防及び感染症の患者に対する医療に関する法律（通称：感染症法）」で４類感染症，５類感染症に指定されています．

また，「性感染症に関する特定感染症予防指針」は性器クラミジア感染症，性器ヘルペスウイルス感染症，尖圭コンジローマ，梅毒および淋菌感染症を対象とし，このほかにも，性的接触を介して感染することがある感染症は，後天性免疫不全症候群，Ｂ型肝炎を含め多数あることに留意する必要があります．

思春期の健康が，生涯の健康，さらには次世代の健康の基礎となるのは明らかであり，若い男女が自分自身の身体を正しく知り，お互いの性を理解しあうこと，性行為をすれば性感染症の感染リスクや妊娠する可能性があることを理解することが大切です．若年層が予防のための正しい知識を身につけて行動できるよう，啓発・教育に地域で取り組む必要があります．地域から発信するボトムアップの活動が重要であり，地域によって異なった状況があることを把握し，自分たちの地域にあった取り組みを実施することが大切です．

また，LGBT（女性同性愛者；Lesbian，男性同性愛者；Gay，両性愛者；Bisexual，性同一性障害；Transgender）などの存在も理解し，自分の価値観を強要することがないように気をつけなくてはいけません．

表7-2　性感染症の種類（ボールド表示の感染症は後に詳細を述べる）

性感染症	分類	性感染症	分類
梅毒	1），3），5）	**性器カンジダ症**	1）
淋菌感染症	1），4），5）	非クラミジア性非淋菌性尿道炎	1）
性器クラミジア感染症	1），4），5）	軟性下疳	1）
性器ヘルペス感染症	1），4），5）	**HIV感染症/AIDS**	1），3），6）
尖圭コンジローマ	1），4），5）	A型肝炎	1），2）
性器伝染性軟属腫	1）	**B型肝炎**	1），3），5）
腟トリコモナス症	1）	**C型肝炎**	1），3）
細菌性腟症	1）	赤痢アメーバ症	1），3）
ケジラミ症	1）	—	—

分類
1）日本性感染症学会が「性感染症　診断・治療ガイドライン」であげている性感染症
2）感染症法で４類感染症（すべての医師に届け出の義務がある）に分類
3）感染症法で５類感染症（全数把握疾患：すべての医師に届け出の義務がある）に分類
4）感染症法で５類感染症（定点把握疾患：性感染症定点医療機関からの報告）に分類
5）“性感染症に関する特定感染症予防指針”で示されている性感染症
6）“後天性免疫不全症候群に関する特定感染症予防指針”で示されている性感染症

3）性感染症の現状

2017（平成29）年に東京都で新たに報告されたHIV感染者・AIDS患者を合わせた数は464件で，AIDS患者は前年と同数でした．年齢別でみると，HIV感染者は20～30歳代が67.8%，AIDS患者は30～40歳代が59.8%と報告されています．

一方，HIV/AIDSと重複感染の多い梅毒の患者報告数は1788件で，感染症法に基づく調査が始まって以来，最高となりました．性別では女性の割合が増加しており，とくに20歳代が急増しています．男性は，近年，同性間性的接触の割合が50%以上でしたが，2015年は異性間性的接触の割合が増加し，同性間性的接触を上回りました．厚生労働省が発表している性感染症報告数（**図7-1**）でも梅毒は年々増加しており，2017年には患者数は2000年の7倍に，とくに女性は9倍に増加しています．淋菌，性器クラミジア感染症は，2002年前後にピークを迎えた後減少し，ここ数年は横ばいとなっており，性器ヘルペス感染症，尖圭コンジローマは，2000年からほぼ横ばいとなっています．数としては，性器クラミジア感染症，性器ヘルペスウイルス感染症が多いですが，梅毒への対策が急務です．

4）思春期の性感染症

JKリフレなどの話題がテレビなどで流れ，若い人たちの性行動が活発であるかのような情報が流れる一方で，草食男子などの言葉もあり，実際の性行動を把握することは困難です．性教育に関する逆風が吹くなか，2014年に6年ぶりに東京都幼・小・中・高・心性教育研究会が調査を実施しました．

「現在あなたは特定の異性と交際していますか」との問いに，高校生同士の交際がもっとも多く，男子生徒の17.5%，女子生徒の17.2%が高校生同士で交際をしていました．2008年の調査と比較して，男子では77.9%（77.0%；以降カッコ内は2008年のデータ），女子では76.2%（73.8%）の生徒は「異性との交際がない」と答えており，男女ともに増加しています．また，「特定の異性と交際している」と答えた男子生徒が19.0%（20.0%），女子では22.9%（25.2%）であり，男女ともに減少傾向であることがわかりました．「性交経験がない」と回答した生徒が，男子では2005年の調査では73.1%，2008年では69.2%，2014年では83.1%となっています．一方，女子では2005年の調査では69.1%，2008年では69.2%，2014年では86.3%となっており，男女とも高校生の性行動についての慎重な態度がみられています．

次に，女性の年齢別性感染症報告数では，10代後半から30代前半までの若年層の女性に多くみられ，性成熟期の女性に感染者が多いことがわかります（**図7-2**）．不妊症患者（20～40歳）でのクラミジアの検出率も2.0～4.5%と報告されており，長期にわたり女性の健康を支援するうえで，思春期の性感染症は無視できません．また，排尿時違和感を主調とした疑膀胱炎患者でかなり高くクラミジア，淋菌の検出率がみられますが，これは帯下程度の自覚症状の少ない女性でのクラミジア，淋菌感染の特徴でもあります．した

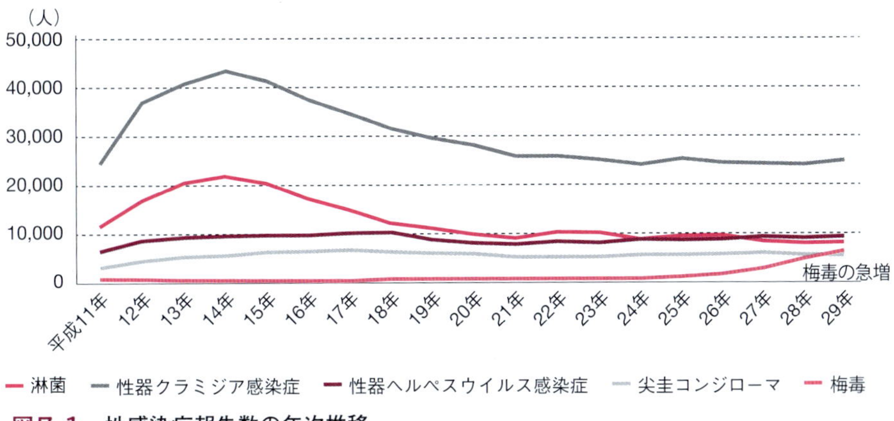

図7-1　性感染症報告数の年次推移

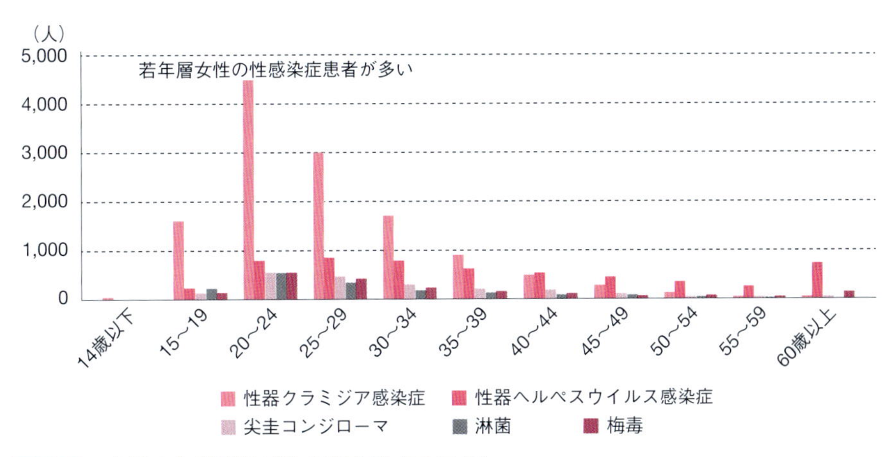

図7-2　女性の年齢別性感染症報告数（2017年）

がって，膀胱炎で来局した場合，まったく異なった治療をしていることがあるため，性感染症についての可能性も考慮する必要があります．

思春期の子どもたちの治療に関与するうえで成人と大きく異なる点として，親権者の存在も無視できません．性感染症は親権者に相談しにくい疾患であり，親には内緒にしておきたいとの本人の意向がある場合，医療者側はどのように対応するのか準備をしておく必要があります．また，思春期の性感染症患者の場合，友人やクラブ活動の先輩などパートナーとの連絡が取りやすいケースが多いため，パートナー検診を勧め，本人の再感染のリスクを下げるよう説明することも重要です．

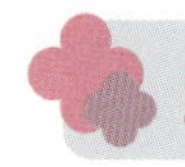

2. 発生の予防および蔓延の防止

1）コンドームによる予防

性感染症の予防は性行為をしないこと以外に，コンドームの使用が男女双方にとってきわめて有効です．現在，日本では男性用コンドームしかなく，女性用コンドームは企業が2004年に市場から撤退したため入手できません．

日本の男性用コンドームの普及率は高いにもかかわらず，避妊を目的に使用するケースが多く，安全日には使用しないなど，性感染症の予防を目的に使用されるケースはいまだ少ないのが現状です．コンドームは薬局やコンビニなどで簡単に入手できます．コンドームの国内出荷数は，2006年の355万から2009年の290万まで年々減少し，その後は年々増加して2015年には約685万となり，10年で約2倍に増えています．

コンドームは適正に使用することで効果が発揮できるため，正しいコンドームの選び方，使い方を理解しておく必要があります（**表7-3**）．しかし，コンドームも万能ではなく，外陰部に症状が現れるヘルペスや尖圭コンジローマ，梅毒，ケジラミ症などの性感染症は予防できず，コンドームに覆われていない部分に症状がある場合は感染することがあります．

表7-3　コンドームの選び方，使い方

① JISマークがある製品を使用する．
② 危険日だけにかぎらず性交のたびに必ず使う．
③ 勃起したらすぐに装着する．
④ 裏表を間違えない．
⑤ 空気を抜きペニスの根元まできちんとつける．
⑥ 性交の最初から最後まで使う．
⑦ 射精したら精液がこぼれないように注意してすぐに外す．
⑧ 口腔・肛門性交など粘膜の接触時にもつける．
⑨ 保管時は温度変化や防虫剤にさらされることにより品質が劣化しないように注意する．
⑩ ラテックスゴム，ゼリーなどで，ペニス，膣，肛門などがかぶれる際にはポリウレタン製のものや他種のゼリーを用いた製品に変更する．

表7-4　性感染症の早期発見のためのチェックポイント

□ 帯下の量や色，においが普段と違う．
□ 不正出血がある．
□ 性器に痛みやかゆみがある．
□ 性器に水疱やいぼ，しこりがある．
□ 下腹部が痛い．
□ 排尿時に痛みを感じる．
□ 発熱や喉の痛みなど風邪のような症状がある．
□ 口の中や喉に発疹ができる．

2) 自覚症状の認識

性感染症は感染していても，気づかないことがあります．感染しても数日～数ヵ月の潜伏期間があり，発症しても自覚症状が軽くて気づかず，パートナーに感染させたり，自分の病状を進行させる可能性があります．したがって，わずかな変化も見逃さないように，普段から自分の性器の様子（女性はわかりにくいので，入浴時などに確認する），帯下の色や量，においの変化などをチェックする習慣をつけておくよう勧めましょう（**表7-4**）．

また近年，性交の多様化により，口腔，咽頭，直腸などの性器以外の粘膜部位にも性感染症がみられることがあります．咽頭感染はまったく無症状で，治療抵抗性があるため，感染源として長期に持続しやすくなります．

3) 検査

①性感染症検査キット

病気の早期発見に性感染症検査キットの利用は有用です．病院や保健所に行くことに抵抗がある人や時間がない人でも薬局やインターネットで申し込み，購入することができます．検査キットを入手後，検査サンプルを自己採取して郵送すると，数日後自宅に検査結果が郵送されます．郵送検診キットには，プライバシーに配慮して匿名で，商品名を変えて違う商品のように送るサービスや，検査キットを郵便局で受け取るサービス，検査結果をメールで受け取るサービスなどがあります．

とくにクラミジア，淋菌の腟分泌液PCR法キットなどは検出率も高く，トイレなどで綿棒を腟口に軽く擦過するだけで，検査サンプルを自己採取することが可能です．検体採取時の取り扱いに気をつければ，検査方法は医療機関と同じであり，検出感度は子宮頸管からの採取とまったく同程度です．尿を用いての検査は，腟分泌液に比べて感度が低く，女性では子宮頸管スメア陽性率の８割程度であるため，腟分泌液採取による検査方法が勧められます．HIV抗体検査キットではろ紙に少量の血液を染み込ませます．ほかにも淋菌・クラミジアの咽頭用検査や腟トリコモナス症，梅毒，Ｂ型肝炎，Ｃ型肝炎などの検査ができます（**表7-5**）．

信頼できる製品を選択することが重要であり，腟分泌液の採取がきちんと行なわれなかった場合には陰性となってしまうことがあるため，心配な場合には医療機関を受診することを勧めましょう．

表7-5　性感染症検査キットの特徴

対象者	男性用，女性用，男女共通などがある．
検体	尿，腟分泌液，血液，うがいでの喉の検査など
検査項目	クラミジア，淋菌，トリコモナス，カンジダ，HIV，梅毒，ヒトパピローマウイルス，Ｂ型肝炎，Ｃ型肝炎，成人Ｔ細胞白血病 単体の検査は安価で，いくつかの項目が同時に調べられるキットもある．

◆知っておこう！◆ HIV検査・相談はどこにすればいい？

HIV検査・相談マップ：https://www.hivkensa.com/
全国HIV/エイズ・性感染症検査・相談窓口情報サイトで，自分の住んでいる地域において無料相談や検査ができる場所を検索することができる．

②自治体の検査システム

保健所，保健センターなどでは，随時AIDSに関する相談や無料匿名HIV検査やほかの性感染症検査が行なわれていますが，保健所での無料匿名検査は日時や検査項目が限定されているため，存在はあまり知られていません．自分の地域の情報は，“知っておこう！”に示したHIV検査・相談マップで確認しておきましょう．

③妊婦を対象とした性感染症検査

性感染症は自覚症状が表れにくく，妊娠して性感染症に罹患していることが初めてわかる場合もあります．妊娠中の性感染症は経産道感染や経胎内感染などのリスクがあります（**表7-6**）．また，HIV/AIDS，HTLV-1は，母乳ではなくミルクにすることで母子感染を防げる場合があります．

4）受診

性感染症は検査をするだけでなく，結果により陽性ならば医療機関を受診する必要があります．この場合，多くの性感染症が無症候性であり，症状がなくても受診することが大切であることを説明しなければなりません．とくにパートナーに感染している可能性があるため，2人で受診して治療を受ける必要があります．

表7-6　妊娠中に行なわれる性感染症の検査の種類

性感染症	検査時期	母子感染の特徴
クラミジア	妊娠中後期（30週頃）まで	経産道感染により，感染すると，肺炎などの原因となり，最悪の場合死に至る．
梅毒	妊娠初期（4～12週）	経胎盤感染し，流産や死産のリスクが高くなる．先天的に梅毒に感染することもある．
HIV/AIDS	妊娠初期（4～12週）	経産道感染，経母乳感染をする．
B型肝炎	妊娠初期（4～12週）	B型肝炎が陽性となった場合の原因として，多くは経産道感染だが，最近では性行為による感染も増えている．
C型肝炎	妊娠初期（4～12週）	約10～20%の確率で，母子感染する．出産時のC型肝炎ウイルスの量が多い場合，帝王切開の方が母子感染の確率が低い．
HTLV-1（成人T細胞白血病）	妊娠中後期（30週頃）まで	検査で陽性でも，成人T細胞白血病を発病するのはごくわずかである．母乳で感染するためミルクに変更することで感染が防げる．

症状が軽くても感染が持続すると，流産や子宮外妊娠，不妊症，また妊娠時には母子感染のリスクが高くなるため，放置しないように指導する必要があります．一般的には女性は婦人科，男性は泌尿器科を受診しますが，症状や年齢に応じて皮膚科や小児科，また性感染症を専門に扱っている科があるなど，医療機関によって異なるので地域の医療機関について調べておきましょう．

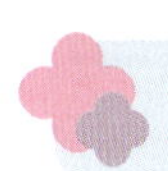

3．性感染症の特徴と治療方法

表7-7に主な性感染症の特徴を示します．病原体は，細菌，ウイルス，真菌，原虫などさまざまで，感染経路も性的な接触のほかに，衣類や寝具などを介して感染するものもあ

表7-7　主な性感染症の特徴

性感染症	病原体	感染経路	潜伏期間	症状
性器クラミジア感染症	クラミジアトラコマティス	性的接触を介する粘膜との直接接触	1～3週間	男性では排尿時痛や尿道掻痒感，女性では症状が軽く無症状のことも多い．
淋菌感染症	淋菌		2～7日	男性では排尿時痛と濃尿，女性では帯下や不正出血あるいは症状が軽く気づかないことも多い．咽頭や直腸の感染もあるが，自覚症状がなく気づきにくい．
梅毒	梅毒トレポネーマ	性的接触を介する皮膚や粘膜の病変との直接接触	約3週間	第1期：感染部位に赤く堅いしこりやただれができ，近くのリンパ節が腫れる． 第2期：その後3～12週間くらいで，発熱，全身倦怠など全身症状とともに，皮膚にさまざまな発疹が現れる． 第3，4期：10～30年で心臓，血管，脳が冒される．
性器ヘルペス感染症	ヘルペスウイルス		2～10日	性器の掻痒，不快感ののち，水泡，びらんができる．
尖圭コンジローマ	ヒトパピローマウイルス(6, 11型が多い)		3週間～8ヵ月	性器・肛門周囲などに鶏冠様の腫瘤ができる．
B型肝炎	B型肝炎ウイルス	血液や体液との直接接触	約3ヵ月	発熱や全身倦怠のあと，黄疸(1～2%で劇症肝炎)．無症候の場合もある．
C型肝炎	C型肝炎ウイルス		2週間～6ヵ月	全身倦怠感，食欲不振，黄疸などがみられるが，症状は軽い．B型肝炎と同様，多くがキャリア化して，慢性肝炎，肝硬変，さらに肝がんへと進展することがある．
後天性免疫不全症候群(AIDS:エイズ)	エイズウイルス		平均10年程度	感染成立の2～3週間後に発熱，頭痛などのかぜ様症状が数日から10週間程度続き，その後数年～10年間ほどの無症候期に入る．放置すると，免疫不全が進行し日和見感染症や悪性リンパ腫などを発症する．
性器カンジダ症	カンジダ属の真菌	性的接触を介して伝播しうるが，必ずしも発症しない	不定	男性では症状を呈することは少ない．女性では外陰部の掻痒と帯下の増加がみられる． カンジダを保有しているだけの場合もある．
腟トリコモナス症	腟トリコモナス原虫	尿道や性器からの分泌物との接触，下着・タオル	不定	男性は自覚症状のないことが多い． 女性は自覚症状に乏しいが，帯下の増加，外陰・腟の刺激感やかゆみを感じる．
ケジラミ症	ケジラミ	性的接触を介する陰股部，陰毛との直接接触，衣類・寝具	不定(多くは1～2ヵ月)	寄生部位(主に陰股部)の掻痒がある．

ります．また，タオルを共有して使用しないなど，生活面での指導が必要になる場合もあります．潜伏期間も1日から10年とさまざまです．症状は男女で異なるものもあり，女性の場合は無症候のケースも多くあります．骨盤内炎症性疾患，子宮外妊娠，流産など，

表7-8　代表的な性感染症の治療薬

性感染症	分類	一般名（製品名）
性器クラミジア感染症	マクロライド系	• アジスロマイシン（ジスロマック） • ジョサマイシン（ジョサマイ）
	テトラサイクリン系	• テトラサイクリン（アクロマイシン） • ドキシサイクリン（ビブラマイシン） • ミノサイクリン（ミノマイシン）
	キノロン系	• オフロキサシン（タリビッド） • トスフロキサシン（オゼックス）
淋菌感染症	セフェム系	• セフトリアキソン（ロセフィン）静注
	アミノグリコシド系	• スペクチノマイシン（トロビシン）筋注
梅毒	ペニシリン系	• ベンザチンペニシリン（日本では未承認） • ベンジルペニシリン（ペニシリンGカリウム）点滴静注 • アンピシリン（ビクシリン） • アモキシシリン（アモリン）
	マクロライド系	• エリスロマイシン（エリスロシン）
	テトラサイクリン系	• 塩酸ミノサイクリン（ミノマイシン）
性器ヘルペス	抗ウイルス薬	• アメナメビル（アメナリーフ）内服 • バラシクロビル（バルトレックス）内服 • アシクロビル（ゾビラックス）内服・外用 • ファムシクロビル（ファムビル）内服 • ビダラビン（アラセナA）外用
尖圭コンジローマ	皮膚科用剤	• イミキモド（ベセルナ）クリーム
B型肝炎	インターフェロン製剤	• インターフェロンアルファ2b（イントロンA）
	抗B型肝炎ウイルス薬	• エンテカビル（バラクルード） • テノホビル（テノゼット）
C型肝炎	インターフェロン製剤	• ペグインターフェロンアルファ（ペグイントロン）
	RNAポリメラーゼ阻害薬	• リバビリン（レベトール）
	NS3・4Aプロテアーゼ阻害薬	• シメプレビル（ソブリアード）
	NS5A阻害薬	• エルバスビル（エレルサ）
	NS5Bポリメラーゼ阻害薬	• ソホスブビル（ソバルディ）
後天性免疫不全症候群（AIDS: エイズ）	ヌクレオシド系逆転写酵素阻害薬	• ジドブジン（レトロビル）
	非ヌクレオシド系逆転写酵素阻害薬	• エファビレンツ（ストックリン）
	HIVプロテアーゼ阻害薬	• インジナビル（クリキシバン）
	HIVインテグラーゼ阻害薬	• ラルテグラビル（アイセントレス）
	CCR5受容体拮抗薬	• マラビロク（シーエルセントリ）
性器カンジダ症	真菌薬（イミダゾール系）	• クロトリマゾール（エンペシド） • エコナゾール（パラベール） • イソコナゾール（アデスタン） • スルコナゾール（エクセルダーム） • オキシコナゾール（オキナゾール）
	真菌薬（トリアゾール系）	• フルコナゾール（ジフルカン） • イトラコナゾール（イトリゾール）
腟トリコモナス症	抗原虫薬	• メトロニダゾール（フラジール） • チニダゾール（チニダゾールF）
ケジラミ症	シラミの駆除剤	• フェノトリン（スミスリン）第2類医薬品

表7-9 患者さんへの指導例—腟錠，軟膏剤

服薬指導する際にはプライバシーに配慮し，伝えなければならない情報を最低限まとめた資料を用意するなど工夫すること．

腟錠
① 中腰あるいは仰向けに寝て膝を立て，体の力を抜く．
② 腟錠を人差し指と中指で挟み，できるだけ深いところへ挿入する．
③ 挿入後20～30分は激しい運動を避ける．寝る前に使用すると出てくる心配がない．
④ 発砲錠は発泡しながら溶けるため，温感を感じることがある．
⑤ 吸収されず局所で作用するため，溶出した薬剤により，ショーツが汚れることがある．
⑥ クリーム基材として使用されている油脂成分はコンドームなどの避妊用ラテックスゴム製品の品質を劣化・破損する可能性があるため，これらとの接触を避ける．
⑦ 月経期間中も継続使用する．
⑧ 湿気を避けて保存する．

軟膏剤
① 爪を短く切り，手洗いを十分に行なうなど，手を清潔にする．
② 可能なら，患部をきれいに洗うか，拭くかして，患部の水気をよく拭き取ってから塗布する．
③ 多く塗ればよいということではなく，患部に合わせ適量塗布する．
④ 塗布する場合には1回の適量分を何回かに分けて手にとり，患部の場所をずらして塗るとまんべんなく塗ることができる．
⑤ 軟膏チューブが患部に触れるような塗布の仕方は避ける．とくに感染症の場合には注意する．

知っておこう！ 性器ヘルペスに対する指導ポイント

- 患部への軟膏塗布後，手をしっかり洗浄するように指導する．患部に指で触れた場合，きちんと手洗いをしなければ数時間は感染する可能性があり，塗布した手指で目をこすったりすると，角膜ヘルペスが発症する可能性もある．抗体を保有していない患者の場合，ときには失明の危険もあるので注意を促す．
- 消毒のポイント：一般的に細胞外（食器，タオル，その他）に付着したヘルペスウイルスは乾燥，熱，紫外線などの物理的因子に対する抵抗性が弱いので，食器乾燥機や洗濯乾燥機などを上手に利用する．タオルや食器の共用は避け，食器は洗剤でしっかり洗浄し，タオルは日光をあてること．ヘルペスは性行為のほか，洋式トイレの便座を介して感染することもあるので，便座をミルトンなどの次亜塩素酸ナトリウムやエタノールで消毒することを指導する．なお，患部にはエタノール消毒をしないように伝える．
- 症状があるときは，心身の安静を保ち，十分に睡眠をとって過労を避ける．清潔で通気性がよく，しめつけない下着をつけるようにし，2～3日は入浴を避け，シャワーで軽く洗い流すようにするなど，日常生活に関する指導を行なう．
- 性病の病変部が広範な場合，コンドームはまったく無効である．性行為をしばらく控えるよう指導する．
- 抗ウイルス薬は高額であるため，患者の医療費負担が大きい．したがって，薬代の負担についても説明する．
- 性器ヘルペスでは鎮痛を目的に，患部にキシロカインゼリーのような局所麻酔剤を軟膏として塗布することがある．

女性の健康に長期に影響する場合もあり，淋病やクラミジアは，男女ともに不妊の原因にもなることがあります．また，子宮頸がん，AIDS，梅毒などの性感染症は，適切な治療を行なわない場合には，死に至ることもあります．

性器クラミジア，淋病，梅毒は，すべて細菌によって引き起こされ，通常は抗生物質で治療することができます．しかし，これらの性感染症は，治療の遅れやいくつもの抗生物質が誤用・乱用された結果，治療が以前よりも難しくなっています．

表7-8に性感染症の治療薬をまとめました．若年層では薬をきちんと服用していない場合もみられるので，服用することの意味をきちんと情報提供しておく必要があります（**表7-9**）．

memo

chap

8 更年期～40代からの心とからだの健康づくりの考え方～

2007(平成19)年4月に策定された「新健康フロンティア戦略」において，「女性の健康力」が柱の1つに位置づけられました．その後，国民の健康づくりを目指す運動である「健康日本21(第2次)」においてもこの施策が紹介されています．

女性が生涯を通じて健康で明るく，充実した日々を自立して過ごすためには，生活の場(家庭，地域，職域，学校)を通じて，女性のさまざまな健康問題を社会全体で総合的に支援することが重要とされています．そのため厚生労働省では，毎年3月1日から3月8日までを「女性の健康週間」と定め，女性の健康づくりを国民運動として展開することとしています．

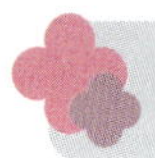

1．女性の健康寿命を延長するために知っておきたいこと

健康日本21(第2次)では，健康寿命と平均寿命の差である「日常生活に制限のある期間」は，女性の方が長いこと(約13年間)，妊娠中の喫煙は，妊婦自身の能動喫煙による健康被害とともに，胎児に対する「受動喫煙」による健康被害が明らかにされていること，さらに，子宮頸がんや乳がんの予防や早期発見が重要であることなどが示されています．女性には特有の健康問題が存在するため，その対策が必要とされています．

日本人女性の平均余命は世界でも類をみないほど延長している一方で，健康寿命とのかい離は12年余りとなり，日本の高齢女性の健康の質は必ずしも高いものではないことが

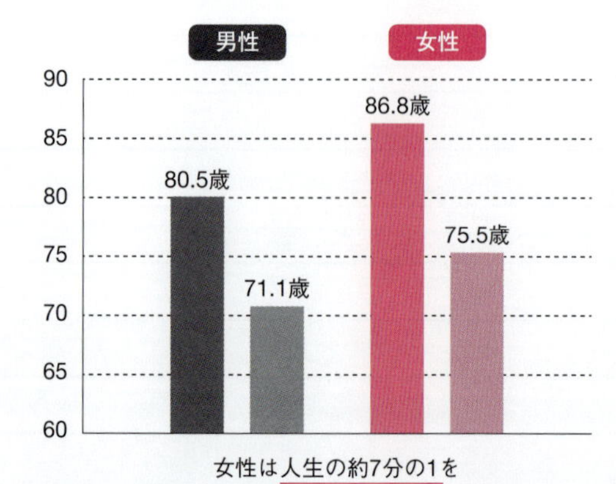

図8-1 日本人の平均寿命と健康寿命の比較
出典：2016年「世界保健統計」より

示されています（図8-1）．女性は「女３変化」ともいえる大きな変わり目を経験しながら寿命をまっとうします．月経が始まる前，月経があるとき，月経を終えた後と考えると，更年期障害は女性にとって人生最後の大きなからだの転換期といえます．

女性がエストロゲンに大きな影響を受けて守られていたステージから，エストロゲンなしに生活し生命を維持していくときに起こるさまざまな症状と心のストレスに対して，適正な情報の選択や情報入手場所を確保すること，そして女性のヘルスケアに理解のあるかかりつけ医師をもつことや健診を受診することなど，自分自身でもできることに1つずつ取り組んでいってほしいと思います（図8-2）．

〈更年期障害の定義〉

更年期に現れる多種多様な症状の中で，器質的変化に起因しない症状を更年期症状と呼び，これらの症状の中で日常生活に支障をきたす病態を更年期障害と定義しています．更年期症状，更年期障害の主たる原因は卵巣機能の低下ですが，これに加齢に伴う身体的変化，精神・心理的な要因，社会文化的な現場因子などが複合的に影響することにより症状が発現すると考えられています．

ここで大事なことは，更年期時代の女性の“日常生活”が多岐にわたることです．たとえば，家庭での家事に関わる出来事だったりすることもあります．

「辛いなあ」「今までと違ってうまくできないなあ」と思うようなことがあってもくよくよせず，信頼のできる人に愚痴を聞いてもらったり，保健所や保健センターなどの健康講座や相談を活用するのも解決方法の1つです．女性の更年期の課題は，地域の生活の中で解決する糸口が見つかるともいえます．

「日常に支障をきたす」という意味合いには，医学薬学的観点だけでは表せない生活背景が存在することを念頭におく必要があります．個々人の性格やワークライフバランスに

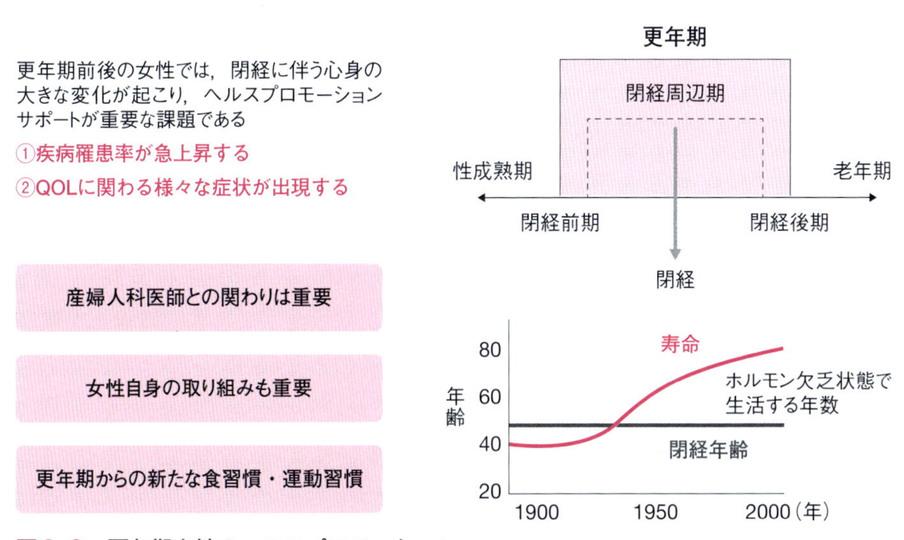

図8-2　更年期女性のヘルスプロモーション

洗濯物が山積み…
前はあんなにきれいに
たためていたのに…
台所のお皿が山積み…
あんなにきれい好き
だったのに…

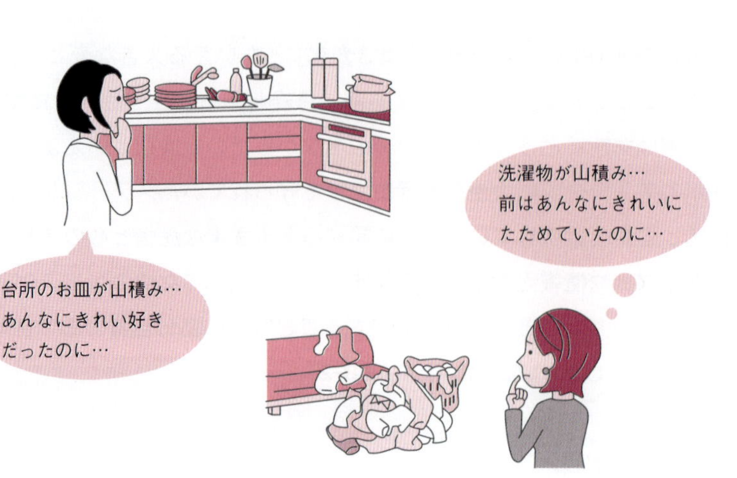

図8-3　更年期にみられる日常生活の変化

対する考え方や価値観も影響します.「辛い」という意味合いの中に，たとえば**図8-3**のように,「台所に積み重なったお皿…私はこんなではなかった, きれい好きだったのになんでできないんだろう」というような生活に密着した訴えも多く存在することを認識しておく必要があります.

この時期は，排尿のトラブルも見られがちになります．問題なく排泄ができるために，排尿や排泄に関しての成り立ちを少し勉強しておくとよいかもしれません．すぐに薬物治療を行なう以外の解決方法もあるかと思います.

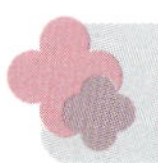

2．将来のポリファーマシーを防ぐための支援

女性が自ら，かかりつけ医師・かかりつけ薬剤師を日頃から見つけておくことも大事です．多くの女性にとって，自分の心とからだの変化を理解してくれる人を味方につけることは安心につながります．女性は，一般的に40代以降になるとさまざまなからだや心の変化を体験するようになります．それらのうち生活習慣病に関わる症状として，主にコレステロールの上昇，血圧の上昇，生活に関わるものとして腰や肩，背中の痛み, からだ（運動機能）の衰え（ロコモティブシンドローム）などがあげられます．五月雨式に症状が出てきたり，健診などで指摘されることが多く，更年期のからだの変化に伴い，症状ごとに医師を受診し, さまざまな医薬品を服薬してしまうケースも散見されます.

女性が40代を過ぎると，エストロゲン欠乏症状がさまざまな臓器に出現します．1つずつに薬物治療が始まると多くの診療科で多くの処方が出て，収拾がつかなくなるような状態になることもあります．それを防ぐことがかかりつけ薬剤師の大きな役割になります．ぜひ，1人の女性の一生を考えた，健康支援を試みてください．女性の健康力向上に「かかりつけ薬剤師」は大いに貢献できるはずです.

1）医薬品の適正使用をふまえた処方と服薬指導

“医薬品の適正使用”のサイクルとは，患者の受診により，①医師による確定診断，②薬物療法における医薬品の選択・用法用量の決定，③医師による疾患の説明とともに行なわれる服薬指導，およびそれに続いて行なわれる④薬剤師による調剤と服薬指導，さらに⑤患者が正しく理解したのちに正しく服薬すること，そのためには，⑥副作用の第一発見者が患者であるという考えに基づいたリスクマネジメントの指導をそのベースにおき，⑦副作用の有無あるいは有用性を患者が医師に話すことにより，⑧医師がその患者に対する薬物治療のリスクベネフィットを把握し，⑨次の処方につなげるという一連の流れを意味します．

主役は患者ではありますが，医師と薬剤師も同じベクトル（同じ方向性を示す説明と理解）がなければこのサイクルは成立しないのです．更年期女性では多くの薬剤を服薬開始する時期であること，自分で納得しないと自己流で薬を飲み分けたり用量を変更してしまう患者が多いこと，複数の科を受診している患者が多いことなどから，非常に難題であり，更年期医療に精通していることがその安全性確保に非常に重要であることが伺えます．

2）リスクマネジメントの観点からみた薬剤師の業務と責任

ホルモン補充療法（HRT）に使用するエストロゲン製剤や経口避妊薬の「使用上の注意」に記載されている注意事項については，ただ説明するのではなく，患者が予見可能かつ理解可能な説明をすることが求められます．このことは，骨粗鬆症治療薬におけるSERM（Selective Estrogen Receptor Modulator；選択的エストロゲン受容体モジュレーター）製剤の静脈血栓症の症状予見についての説明や，ビスホスホネート製剤における服薬のタイミングにおいても，顎骨壊死についての注意喚起の説明の仕方にも当てはまります．「平易な言葉への翻訳」「言葉をかみくだく国語力」「患者１人ひとりの理解力に応じた即時対応能力」，そしてそれらの「連続した記録の活用」の積み重ねが，よりよい服薬指導に基づいた安全管理とコンプライアンスの向上（治療効果の最大化）を導くと考えられます．

3）薬歴とお薬手帳の活用

「連続した記録の活用」の基盤となる「薬歴とお薬手帳」は，医薬品の適正使用を目的として調剤の現場で活用される手法とツールです．主な機能として，①患者の病態変化の時系列情報，②能動的記録を活用した医薬品の安全性の確保，③「患者・医師・薬剤師の３者連携のための情報共有」などがあげられ，患者教育や適正な服薬指導に応用されています．

とくにお薬手帳は，患者に対してその都度に応じた服薬指導をしたり，理解度を把握したりすることが可能になる重要なツールです．薬歴は，患者や医師からの問い合わせに迅速かつ的確に時系列的に照会できる有用なツールです．

4) ホルモン補充療法

更年期以降の女性に有用な治療方法の1つにホルモン補充療法があります．一度は，ガイドラインを精読してください．ホルモン補充療法の服薬指導に熟練した薬剤師はいまだ非常に少ないのが現状です．その背景には，薬学部の講義でほとんど履修しないことや，実際に処方箋を受ける頻度が非常に低いこともあげられます．しかし，女性の健康相談では更年期やHRTの相談も実際に多いです．HRTをはじめとした薬物療法にもお薬手帳という患者ベースのツールを積極的に使用すれば，医師と薬剤師の有機的連携づくりにも役立ちます．参考資料として，北米閉経学会の提言を紹介します．

〈参考資料〉　（翻訳　NPO法人HAP）

北米閉経学会のホルモン療法に関する立場の説明(Position Statement)(2017年版)

Position Statement

The 2017 hormone therapy position statement of The North American Menopause Society

概要

2012年版のPosition statementが改訂され，2017年版北米閉経学会(NAMS)のホルモン療法に関するPosition Statementが出され，今後の研究ニーズを明確にした．NAMSは，2012年版のPosition Statementを再検討するため，女性医療や更年期を専門とする医師や研究者を集めて委員会を構成し，新しい文献の評価，科学的根拠の評価，推奨度や根拠の質を明確にする科学的根拠のレベルを用い，推奨する上でのコンセンサスを得た．この専門家委員会の勧告は，NAMSの理事会により審査・承認された．

ホルモン療法(HT)は，血管運動神経症状(VMS)，閉経後尿路性器症状(GSM)および骨量の減少や骨折などの予防に効果があることが示されている．HT使用のリスクは，HTの種類，用量，使用期間，投与方法，開始時期，プロゲストーゲンの使用の有無などによって異なる．HTの効果およびHTの継続・中断のリスクについて定期的に検討し，メリットを最大限にまたリスクを最小限に抑えられるよう，治療に最適なHTの種類，用量，剤型，投与方法，投与期間を個々に選択すべきである．

60歳未満の女性で，HT禁忌ではない閉経後10年未満の女性が，最もVMSおよび骨量の減少や骨折の予防に高い効果が見られた．60歳以上もしくは高齢者のうち，閉経から10年または20年以上経過しHT療法を開始した女性では，冠状動脈性心疾患，脳卒中，静脈血栓塞栓症，認知症の絶対リスクがより高いため，ベネフィット・リスク比は低かった．長期の治療は，持続性VMSの治療，骨量減少などの徴候がある場合に行なうべきであり，定期的に意思の確認や再評価が必要となる．厄介なGSM症状にはOTC薬では改善が見られない．全身作用のHT治療で効果が見られない場合は，HTの低用量の腟エストロゲン療法および他の治療法が推奨される．

memo

chap

9 子宮がん(子宮体がん・子宮頸がん), 卵巣がん, 乳がん

この章では, 女性に特有のがんの中でも子宮がん, 乳がん, 卵巣がんの情報と, 乳がん・子宮がんの検診に関する指針を紹介します. がんに関する情報については, 国立がん研究センターがん情報サービス(ganjoho.jp)が大変有用な情報源となります(統計の数字はがん情報サービスの情報を引用).

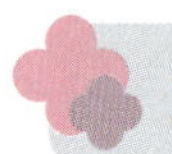

1. 統計

日本人の婦人科領域のがんは, 子宮頸がんが多かったのですが, 近年では乳がん, 子宮体がん, 卵巣がんの発生率が高くなっています. しかし, 15〜39歳の若年者だけでみると, 子宮頸がんによる死亡が増えており, 罹患率でも乳がん, 子宮頸がんの割合, そして以前は閉経女性に多いといわれていた子宮体がんの割合も高くなっていることがわかります(**図9-1**, **図9-2**). 子宮体がんが増えているのは生活スタイルの欧米化, とくに食生活が

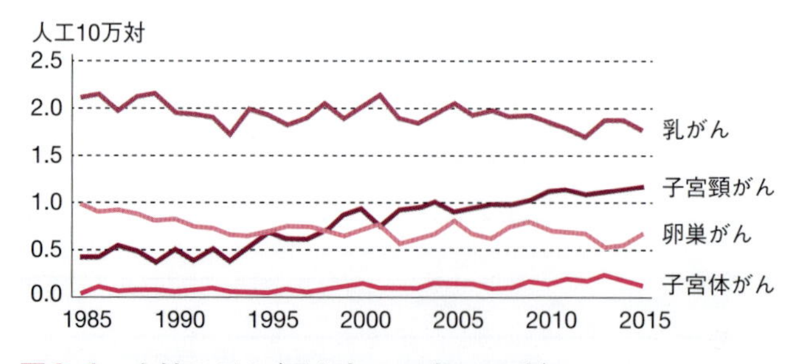

図9-1　女性のがん(死亡率：15歳〜39歳)

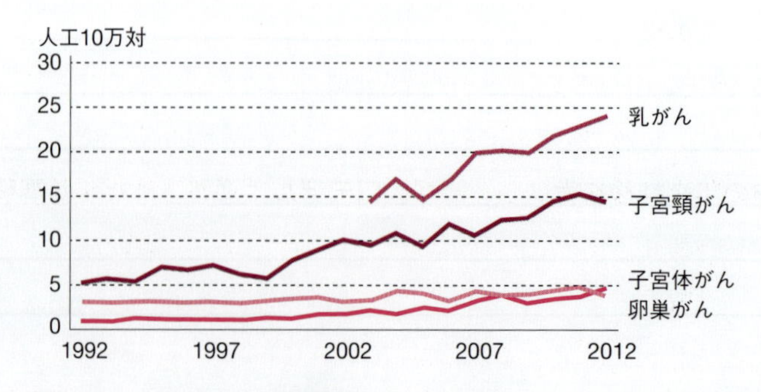

図9-2　女性のがん(罹患率：15〜39歳)

原因ともいわれており，検診などの早期発見とともに，栄養，運動，喫煙など若いうちからの健康教育が大切です．

1）子宮がん（子宮頸がん・子宮体がん）

子宮がんは子宮頸がんと子宮体がん（子宮内膜がん）に分けられます．子宮がんの罹患者数は，全体として年間約2万5200例で，このうち子宮頸がんが約1万900例，子宮体がんが約1万3600例，どの部位か情報がない子宮がんが約700例となっています（地域がん登録全国推計値2012年．上皮内がんを除く）．また，子宮がんの死亡者数は，全体として年間約6400人で，このうち子宮頸がんが約2900人，子宮体がんが約2200人，どの部位か情報がない子宮がんが約1300人となっています（人口動態統計2014年）．

2）卵巣がん

卵巣がんと新たに診断される人数は，1年間に10万人あたり14.3人です．40歳代から増加し始め，50歳代前半から60歳代前半でピークを迎え，その後は次第に減少します．

3）膣がん

外陰および膣の上皮性腫瘍は，推定罹患者率が10万人に0.7人と，非常にまれです（希少がん対策推進事業　希少がん対策ワークショップ報告書より）．

4）外陰がん

外陰がんと新たに診断される人数は，1年間に膣がんと合わせて100万人あたり約5〜10人です．

5）乳がん

わが国の2013年の乳がん死亡者数は女性約1万3000人で，女性ではがん死亡者全体の約9%を占めます．2011年の女性乳がんの罹患者数（全国推計値）は，約7万2500例（上皮内がんを除く）で，女性のがん罹患者全体の約20%を占めます．年齢階級別罹患率でみた女性の乳がんは，30歳代から増加をはじめ，40歳代後半から50歳代前半でピークを迎え，その後は次第に減少します．男性乳がんの罹患率は女性乳がんの1%程度で，女性に比べて5〜10歳程度高い年齢層に発症します．

年次推移は，高齢になるほどがんの死亡率および罹患率は高くなるため，人口に対する年齢分布の年次推移を考慮し，仮想人口モデルで調整された年齢調整率（参照：年齢調整死亡率，年齢調整罹患率）で比較されます．乳がんの年齢調整率の年次推移は死亡，罹患とも一貫して増加しており，出生年代別では最近の出生者ほど死亡率・罹患率が高い傾向にあります．

罹患率の国際比較では，東アジアに比べて欧米，とくにアメリカ系白色人種で高く，アメリカの日系移民は日本在住者より高い傾向にあります（出典　国立がん研究センターがん情報サービス）.

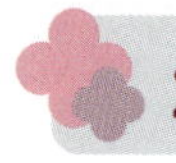

2．検診

子宮頸がんは，子宮の入り口付近に発生することが多く，普通の婦人科の診察で観察や検査がしやすいため，発見されやすいがんです．早期に発見すれば予後のよいがんですが，進行すると治療が難しいことから，検診の受診が大切です．一方，子宮体がん検査は，子宮内に細い器具を挿入し，子宮内膜の細胞を採取して行ないます．検診によるリスク（子宮内感染など）が子宮頸がん検査より高いことから，すべての女性に行なう検査ではありませんが，自治体によっては実施している場合もあります．普段から不正出血などがないか，女性自身が体調を管理し，心配な症状があればすぐに受診することで早期発見につながります．

卵巣がんについては，現在，指針で定められている検診はなく，科学的に根拠のある検診方法も確立されていません．急激なおなかの張りや痛みなど，気になる症状がある場合には，医療機関を早期に受診することが大切になります．

乳がんは，マンモグラフィにより，視触診ではわからない早期がんの発見が可能になります．マンモグラフィは2年に1回でも，毎年受診した場合とほぼ同様の有効性がありますので，検診を必ず受けるようにしましょう．また，乳腺組織の発達した閉経前の女性の場合は，小さな影が見えにくくなる場合もあるので，乳腺とがんの区別がしやすい超音波検査（エコー）が有効です．

自治体の乳がん検診は40歳以上が対象となっており，若い世代の乳がんの発見が遅れてしまうことが懸念されています．乳がんの60％以上はセルフチェック（自己乳房検診）によって発見されており，日ごろからセルフチェックを心がけることで早期に発見することができます．**図9-3**はセルフチェックのやり方です．月経終了後1週間～10日の間に，

乳房に触れて，しこりがないか調べる

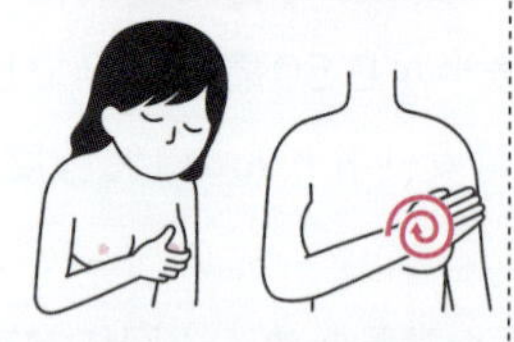

前かがみになって乳房の形を見る．

そして乳房の下に手をあてて，しこりを調べる．

また乳房全体を「の」の字を書くように指の腹でなでて，しこりがないかをみる．

わきの下も調べる

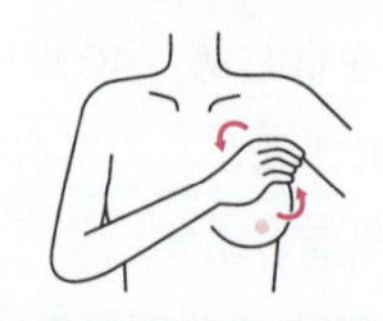

軽く腕を上げ，乳房のわきやわきの下まで，同様に指の腹でまんべんなく調べる．

腕を上げてみる

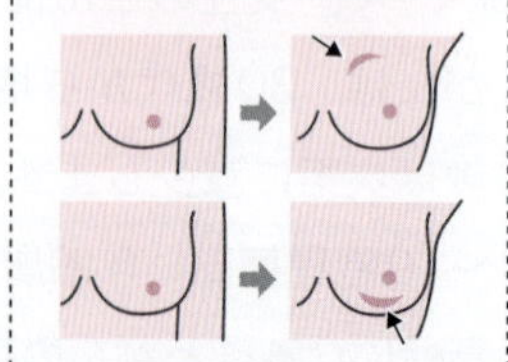

上下とも腕を下ろしていると異常はないが（左のイラスト）腕を上げると（右），内側の上の方に膨らみ（矢印）が現れる．また下の患者さんでは，乳房の下にひきつれが現れる．

乳頭から分泌物がないか調べる

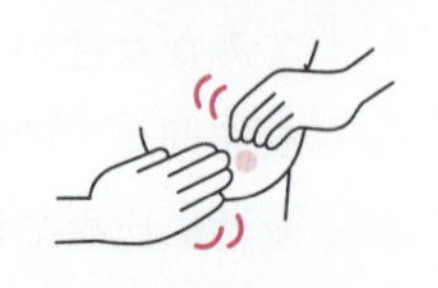

乳首の周りを指で軽く押すようにして分泌物がないかを調べる．

乳首はつままない．

図9-3　セルフチェック（自己乳房検診）のやり方

閉経後の方は一定の日にちを決めて，毎月１回実施しましょう．

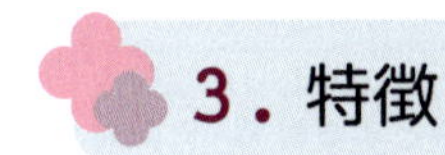

3．特徴

1）子宮体がん

子宮体がんは，エストロゲンの刺激が長期間続くことが原因で発生する場合と，エストロゲンとは関係ない原因で発生する場合がありますが，約８割はエストロゲンの影響と考えられています．エストロゲンが関係していると考えられる子宮体がんに関しては，肥満，閉経が遅い，出産経験がないなどの場合に，発症のリスクが高くなります．

わが国で子宮体がんと診断される人は40歳代から多くなり，50歳から60歳代の閉経前後でもっとも多くなっています．近年は食生活の欧米化などに伴い増加しているといわれています．月経とは無関係の出血，帯下，排尿痛や排尿困難，性交時痛，骨盤領域の痛みがある場合は，産婦人科への受診を勧めましょう．

2）子宮頸がん

子宮頸がんは，子宮の入り口の子宮頸部と呼ばれる部分から発生します．子宮頸がんの発生の多くに，ヒトパピローマウイルス（HPV；Human Papillomavirus）の感染が関連しています．HPVは，性交渉で感染することが知られているウイルスで，子宮頸がんの患者さんの90％以上からHPVが検出されています．

HPV感染そのものはまれではなく，感染しても，多くの場合，症状のないうちにHPVが排除されると考えられています．HPVが排除されず感染が続くと，一部に子宮頸がんの前がん病変や子宮頸がんが発生すると考えられています．また喫煙も，子宮頸がんの危険因子であることがわかっています．HPVには複数の型がありますが，現在，一部の型のHPV感染を予防できるワクチンがあります．たとえワクチン接種を受けた場合であっても，定期的に子宮頸がん検診を受けることが大切です．詳しくはHPVワクチンの項目を参照してください．

3）卵巣がん

はじめはほとんど自覚症状がなく，下腹部にしこりが触れる，おなかが張る，トイレが近い，食欲の低下などの症状があって受診した際にはすでにがんが進行していることもあります．おなかの張りや痛みで来局した場合には，おなかが急にポッコリ出たりしていないかなど，卵巣がんも意識した問診が必要になります．

卵巣がんの発生には複数の要因が関与しているといわれており，約10％は遺伝的要因によるものと考えられています．排卵の回数が多いと卵巣がんになりやすいと考えられているため，妊娠や出産の経験がない場合や，初経が早く閉経が遅い場合はリスクが高くなります．

表9-1　乳がんの内分泌療法

種類	対象者	作用
抗エストロゲン剤	乳がんの術後や転移性乳がん	女性ホルモンのエストロゲン受容体への結合を阻害する．
選択的アロマターゼ阻害剤	閉経後の女性	閉経後，女性ホルモンの分泌は停止し，そのかわりに副腎皮質から分泌される男性ホルモンを原料とする酵素「アロマターゼ」の働きにより女性ホルモンがわずかに産生するのを抑制する．
LH-RHアゴニスト	閉経前の女性	卵巣からの女性ホルモンの分泌を抑える．

また，子宮を含めて広範囲にわたり切除するため，排尿や排泄に障害が起こることがあります．カテーテルを使用したり，下剤で便秘を解消する女性もおり，薬局でのフォローアップが大切です．

4）乳がん

乳がんの発生には，女性ホルモンのエストロゲンが深く関わっていることが知られています．また，初経年齢が早い，閉経年齢が遅い，出産未経験者，初産年齢が遅い，授乳経験のない女性は乳がんの発生リスクが高くなります．手術，放射線療法，化学療法などの治療方法があります．内分泌療法には抗エストロゲン剤，選択的アロマターゼ阻害剤，LH-RHアゴニスト（黄体ホルモン放出ホルモン抑制剤）などが使われます．薬物治療は，長期にわたることもあり，内分泌療法のそれぞれの特徴（**表9-1**）を把握しておきましょう．

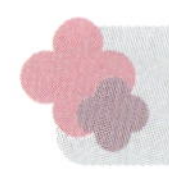

4．HPVワクチン

性感染症の予防にワクチンが有効なものがあり，HPV（ヒトパピローマウイルス）ワクチンとHB（hepatitis B；B型肝炎）ワクチンは接種により予防効果が期待できます．2016年の子宮頸がんの罹患者数は約1万2100人，死亡者数は約3000人で，とくに20歳代後半から増加し，40歳代で横ばいとなり，若年層が多く罹患するがんの1つです．

HPVは，現在100種以上の型が報告され，子宮頸がんの70%はHPV16，18型が原因とされています．HPVに感染すると，10%の人は感染が長期間持続し，がんの前段階である異型細胞が増殖し子宮頸がんに進行し，残りの90%の人は2年以内に自分の免疫力でウイルスが排除されるとする説や，ウイルスが検出しにくいだけでこの90%の人も持続感染しているという説もあります．また，尖圭コンジローマはHPV6，11型が原因とされており，海外ではHPVワクチンを男子にも接種している国もあります．現在，日本では2種類のワクチンが子宮頸がん予防の目的で承認されています（**表9-2**）．

子宮頸がんのワクチンは2010年に公費助成の対象となり，2013年4月から予防接種法に基づく中学生・高校生に対する定期接種が行なわれました．深刻な副反応報告があがったため，同年の6月に積極接種が一時中止され，現在は接種の積極的な勧奨はありませんが，中学1年生となる年度に公費で接種することができます．2016年，原告63名

表9-2 ヒトパピローマウイルス(HPV)ワクチン

	サーバリックス	ガーダシル
供給企業	グラクソ・スミスクライン	MSD
接種対象	10歳以上の女性	9歳以上の女性
HPVタイプ	2価ワクチン(Type 16,18)	4価ワクチン(Type 6, 11, 16, 18)
接種	0, 1, 6ヵ月後に3回筋肉内接種	0, 2, 6ヵ月後に3回筋肉内接種
日本販売開始	2009年12月	2011年8月
海外承認	2007年6月(オーストラリア)	2006年6月(米国)

が国と製薬企業を被告として全国4地裁で一斉提訴し, 現在も裁判が進行しています. 厚生労働省が主体となり実施された専門家による検討では, 子宮頸がん予防ワクチンの副反応の発生状況については, ワクチン接種の有効性との比較考慮の中で, 定期接種の実施を中止するほどリスクが高いとは評価されませんでした. しかし, ワクチンとの因果関係を否定できない持続的な疼痛が子宮頸がん予防ワクチン接種後に特異的にみられたことから接種の積極的な勧奨はしていませんが, 予防効果が否定されたわけではなく, 子宮頸がんの予防という観点から接種の意味を科学的に考える必要があります.

日本では親権者との兼ね合いもあり, 接種者本人の同意が必要であるかが明確ではなく, ワクチンなど小児が接種する場合, 親権者が接種の有無を決定する場合が多くあります. 将来的な健康リスクを負うのは本人であり, 接種の有無にかかわらず, 時期をみてHPV感染のリスクや予防の選択肢なども含めた性教育が必要になります. また, 本人へ

知っておこう! 子宮頸がん予防ワクチンの副反応

子宮頸がん予防ワクチンの副反応についてセンセーショナルな報道がなされ, 医療者の中でもワクチンの接種に疑問をもっている方も多いと思います. ワクチンなどの薬剤の副反応が報道されると怖いものというイメージだけが先行してしまいがちですが, 実際にどの程度の頻度で発生し, 予後はどうなったのかなどを把握していない人も多いのではないでしょうか.

厚生労働省の調査結果によると, 子宮頸がん予防ワクチンを販売開始から2014年11月まで接種した約338万人(約890万回接種)のうち, 副反応疑い報告があったのは2584人, 被接種者約338万人の0.08% (のべ接種回数約890万人の0.03%) でした.

発症日・転帰などが把握できた1739人のうち, 回復した方または軽快し通院不要である人は1550人(89.1%), 未回復の人は186人(10.7%), 被接種者の0.005%, (のべ接種回数の約0.002%) でした. 未回復の186人の症状は, 多い順に, 頭痛66人, 倦怠感58人, 関節痛49人, 接種部位以外の疼痛42人, 筋肉痛35人, 筋力低下34人となっています. これらの症状とワクチンとの因果関係については, 今後さらに研究が進められる予定です.

の説明は，単にワクチン接種を推進するということではなく，HPV感染について知るきっかけとなり，性感染症予防にもつながります．性感染症は，生活習慣に関係し，個々の意識により感染リスクの低下が可能となる反面，知識や自覚がなければ再発・新規感染を繰り返すことになります．とくに不特定多数の男性との性交渉の回避，コンドームによる予防などについての教育が必要です．

HPVワクチン代は公費で接種できる年齢の人以外は，約5万円と高額で，保険適用がなく自己負担となりますが，子宮頸がんによる将来的なリスクを軽減することができます．死には至らずとも，罹患した場合，性成熟期に治療や子宮の摘出などが必要になることもあり，精神的にも大きな負担となります．ワクチンの効果は100%ではなく，接種したとしても，16，18型以外の約30%の人に効果が期待できず，また効果が一生有効であるのかどうか検証中であるため，20歳以上を対象とした子宮頸がんの検診は必ず受診するよう推奨することも大切です．現在，海外では新規に9価のHPVワクチンも承認されており，海外と日本の子宮頸がん予防ワクチン接種の実施に大きな差があります．

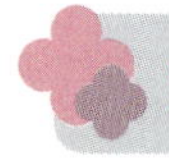

5．がん患者サポート

1）がん相談支援センター

患者さんや家族あるいは地域の方々に，がんに関する情報を提供したり，相談に応えるために，全国のがん診療連携拠点病院などに設置されています．がんの治療や療養生活全般の質問・相談ができ，いろいろな医療者が連携体制を整えて対応している病院もあります．とくに日常生活を送るうえで必要となるウィッグなど，さまざまな情報を得ることができます．時系列で相談したい内容も変わるため，治療，経済的問題，職場復帰などの社会とのかかわり方など幅広く相談に応えてくれます．

2）ウィッグ

ウィッグを使う期間は，抗がん剤治療開始から，脱毛を経て，自髪が回復するまでの約1年半～2年くらいが目安となります．頭皮の保護にも役立ちますが，精神的な苦痛や不安を和らげる役割もあります．価格は材質や種類によって違ってきます．抗がん剤治療中の人が日常生活を送るうえで大切なものですが，医療費控除や健康保険では対象外です．ウィッグ購入費用助成制度がある自治体もありますので，薬局のある自治体が助成しているか確認しておきましょう．

3）乳房切除術後の補整下着

乳がん手術後の変形を補うため，専用のブラジャーやパッドがあります．手術部位を保護し，左右のバランスをとり安定感を戻し，肩や背中の疲れなどを防ぎやすくなります．

表9-3　リンパ浮腫の基本的な対策

マッサージ	筋肉を強くもむのではなく，軽く擦るように皮膚表面をずらすような感覚で，むくんでいるところだけでなく，リンパ節の周囲からゆっくり優しく行なう．
弾性ストッキングの着用	着用してシビレや痛みがない，動きに支障がない，足先や手先が白くなったりうっ血したりしないものを選ぶ．一生着用が必要．約半年しかもたないので，そのために買い替えが必要になるが，弾性着衣や弾性包帯は療養費として申請することができる．
入浴	水圧で全身に圧をかけ，効果的にマッサージを行なう．
挙上	就寝時，脚の方を心臓より高い位置に保つ，イスに座っているときもオットマンなどを使い脚をあげる，和室では脚を伸ばす，立ち仕事はなるべく避ける．

さまざまな形，サイズ，素材のものがあり，パッドを入れるためのポケットがついているなどの特徴があります．手術法による乳房の形の変化に応じて，着け心地や使用の目的を考え選ぶことが大切です．インターネットからも，乳房補正具について多くの情報を得ることができます．業者について知りたい場合は，国立がん研究センターのがん情報サービスが提供している「乳房切除術後の補整用品の販売会社一覧表」のホームページ（https://ganjoho.jp/public/dia_tre/rehabilitation/breast_prosthesis.html）が定期的に更新されており，役立ちます．

4）リンパ浮腫ケア

リンパ浮腫は，手術でリンパ節の切除や郭清をしたとき，または放射線治療により，リンパ液の流れが阻害されたときに起こります．発症時期は治療後から数十年後までさまざまで，太くなった脚が重くつまづきやすい，脚の太さや靴のサイズに左右差が出てくるなど，発症すると完治が難しく一生ケアが必要な慢性後遺症です．通常，リンパ液の流れが阻害されてもリンパ液は細々とでも流れ続け，副行路（バイパス）が発達します．また，手術でバイパスを作る方法もありますが，浮腫の基本的な対策はその後も必要になります（表9-3）．

5）患者のためのサポートグループ

実際にがんと診断された場合，セカンドオピニオンは必要か，どの病院で手術を受けるべきか，どの治療法を選択すべきかなど，情報が錯綜するなか，自分にとって最適なものを自己決定しなければなりません．また，自己決定の場面だけでなく，心理的な側面からも同じ立場の患者同士の支えは大きな意味をもちます．地域によって参加しやすい患者会なども違います．多くのサポートグループでは活動報告のほか，おすすめの書籍やリンク集など，疾患の理解に役立つ情報が多く紹介されています．

chap 10

地域に住む女性の自立的・自発的・積極的な取り組みへの支援

かかりつけ薬剤師と同時期にスタートした施策に「健康サポート薬局」があります．これも地域住民としての女性たちに気づきを持ってもらう機会になる大事な施策であり，保険薬局は，箱機能として情報を発信したり相談を応需する，いわば民間の保健所や包括支援センターの機能と，対人支援を継続的に行なう薬剤師との両輪になっていくように体制が変わってきていることを示しています（**図10-1**）．

生涯にわたる女性の健康支援や啓発に際しては，年代別に個別にあたる必要があります．NPO法人HAP（Healthy Aging Projects For Women）では，以下の5つのコンテンツを中心に女性の健康出前講座を展開しています．

①小学校高学年の女児を持つ保護者のための思春期心構え講座

②20歳前後の女子への女子力アップ講座（月経マネジメント，婚活・妊活を念頭においたライフスタイルを考える講座）

③30代前後の女子のための自分の健康～ライフプランの考え方

④40代からの心とからだの健康づくり講座（親の介護，自分の生き方）

⑤中高年女性を広く対象とした生き方・ロコモサルコペニアなどを踏まえたライフスタイル（新しい食習慣・ロコモ体操・コンチネンス，ほか）

これらの健康講座や地域の居場所Caféのような活動は，地域に根差し，専門医をはじめとする医療，介護，福祉と連携して行なわれることが望ましいでしょう．たとえば全国各地の在宅医療現場における医療介護者を対象にした女性の健康支援講座の開催も，地域

健康サポート機能を有する薬局とは，
かかりつけ薬剤師・薬局の基本的な基本的な機能を
備えた薬局のうち，地域住民による主体的な健康の
維持・増進を積極的に支援する薬局である

例）
- 医薬品等の安全かつ適正な使用に関する助言を行なう
- 健康の維持・増進に関する相談を幅広く受け付ける
- 率先して地域住民の健康サポートを積極的かつ具体的に実施
- 地域の薬局への情報発信
- 取組支援等を実施

健康サポート機能を有する薬局を公表する仕組みを設けることで，
地域住民の

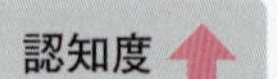

健康度

図10-1 健康サポート機能を有する薬局の機能について

包括ケアにおいては絶妙な機会といえます．地域において，日常生活の中で住民女性が自ら健康の維持増進，疾病重症化防止の重要性に気づき，取り組める風土の醸成がすなわち地域包括ケアの原点ではないかと考えています．

今後，日本の女性医学の発展の成果を日本中の女性の恩恵につなげるためには，教育の機会の創出，相談応需できる場所づくり，1人ひとりの生き方に合わせた健康支援，疾病重症化防止支援がますます重要になってきます．生涯にわたる女性の健康支援のために，かかりつけ薬剤師の制度と健康サポート薬局の制度を専門医や関連医療職にも知っていただき，地域ごとの連携のきずなを深めていきたいものです．

NPO法人HAPでは，とくに女性の健康支援の中でも更年期以降の女性の健康づくりに力を入れています．健康講座で紹介しているコンテンツは，次の6つが中心になっています．どれもとても大事な生活習慣の中で培われる智慧と技です．

①女性の健康力
②女性の健康寿命
③食習慣（食べること）
④上手にからだを動かすこと （ロコモティブシンドローム，サルコペニア，フレイル，骨粗鬆症による骨折防止などができるような生活の中での体の動かし方）
⑤コンチネンスケア（失敗なく排泄ができることの支援）
⑥お薬（かかりつけ薬剤師）との上手な付き合い方（ポリファーマシー防止）

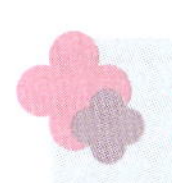

1．女性と生活習慣病 ～40代からの女性の健康づくり・健康寿命の延長支援～

1）将来の女性のポリファーマシー防止の基点は閉経期の適正な健康啓発

9割の女性が42歳から56歳の間に閉経を迎え，女性ホルモンが激減します．女性ホルモンの減少により臓器がさまざまに変化し，疾病罹患率も上昇してきます．たとえば「コレステロールが上昇した」「血圧が変動する」「血圧が上がってきた」「足腰がなえやすくなった」「関節が痛い」「眠れない」などの変化を経て，「高血圧症」「高コレステロール血症」「骨粗鬆症」「不眠症」などの疾患名がつけられ，医薬品による薬物治療が開始されます．

薬局においても，女性ホルモンの変動や閉経と生活習慣病の発症などが紐づけられないまま，患者に身体の変化に関わる十分な情報提供を行なわないままに調剤・服薬指導を行ない，処方薬が増えていく現状を目の当たりにします．このようなことは日常茶飯事のように起きているのではないかと推測されます．

40代からの女性の健康づくりは，まず，女性のからだや心の変化がどのように起きていくのか，女性ホルモンとの関係はどんなものなのかを知ってもらうことから始まります．

生活習慣病発症への気づき，重症化防止が要介護予防に直結し，自ら取り組む健康寿命の延長に直結することはいうまでもありません．最近では，妊娠時に妊娠糖尿病を指摘されていることが中高年になってからの糖尿病のハイリスク因子とも指摘されています．

かかりつけ薬剤師・薬局が必要となる患者像には，生活習慣病予備軍と生活習慣病の患者も明記されています．生活習慣病などの慢性疾患を有する患者，生活習慣病の予備軍の住民も対象になっていることに注目しましょう．血圧の管理・減塩食習慣・禁煙，受動喫煙防止，そして，おくすりとの上手な付き合い，健康食品・サプリメントについての質問応需とアドバイスなど，薬剤師の役割は豊富にあり，かつ技能が求められています．

2）適正な血圧の維持支援～地域女性・患者に向けた身近な啓発活動～

①血圧に関する住民の正しい理解，日ごろからの関心を高める機会の創出
②家庭血圧測定の普及（適正な血圧計の選択の方法，使い方を具体的に身に着けてもらいましょう．例：起床後，排尿をすませて，落ち着いて測定する，など）
③受診勧奨
④高血圧をはじめとする循環器疾患と診断・治療を開始された患者への長期にわたる生活習慣指導を含む服薬指導の継続支援
⑤減塩に関わる適正な情報提供や具体的な減塩支援
⑥受動喫煙防止や禁煙指導
⑦在宅医療（地域医療）に関わる多くの介護医療職への教育や生活現場での支援

3）血圧手帳の活用は患者のアドヒアランスを向上させる薬剤師と患者の重要な協働作業

患者のアドヒアランスを向上するツールとしてお薬手帳や血圧手帳があります．そのため，家庭血圧測定の指導も薬剤師の重要な仕事となります（**表10-1**）．地域居宅療養（在宅医療）においては，多職種との協働が特に重要です．

表10-1　かかりつけ薬剤師ができる患者の高血圧の治療（降圧療法）～生活の中での実践支援（アドヒアランス向上支援）～

①血圧を適正に維持する（降圧する）ことの意義について伝える（最終目標は血圧をコントロールすることだけではなく，将来の心筋梗塞や脳卒中を防ぐことであることを伝える）
②家庭における正しい血圧の測定方法（血圧計の使い方やメンテナンス）を指導し，家庭で血圧が適正に測定できるよう支援する（血圧計が適正にセットされているかも確認する）
③血圧手帳への記入を一緒に行ない，患者自身が自分で血圧手帳に血圧と気になったことを記入できるようになるよう指導し，見守る． ⇒家庭血圧測定の指導，家庭血圧計の選び方への助言や精度の確認など
④処方箋に基づき調剤した医薬品について，相互作用の確認や，残薬があればその理由を尋ね，課題があれば一緒に解決する． ⇒残っていることが悪いのではなく，どの量で維持されているのかを次の処方に活かすことで，アドヒアランスや降圧の適正化を促すことが大事．
⑤治療は薬物療法だけではないことを共有し，食習慣や運動習慣についても患者の嗜好や尊厳，生きがいを重視しながらアセスメントを行ない，個人に合った指導を行う．
⑥降圧療法を継続していくうえでの不安や障害をともに話し合い，取り除いていくよう指導する．

多職種とのチーム連携においては，次のような例も大切な共通用語となります．
①あまり多くの測定頻度を求めないようにしましょう．
②家庭血圧測定に対し不安をもつ人には測定を強いないようにしましょう．
③測定値に一喜一憂する必要のないことを指導しましょう．
④測定値に基づき，勝手に降圧薬の中止や降圧薬の増減をしてはならないことを都度，理解してもらいましょう

小さな言葉の共有化の積み重ねが，チーム全体の士気にも大きく影響し，良好な成果につながっていきます．

4）血圧手帳とお薬手帳の連動

高血圧や心臓疾患で治療を受けている患者には，血圧手帳を用いた毎日の患者参加型の記録を活用して，処方ごとに患者と薬剤師の間で服用している薬の確認や，効果や副作用について情報交換を行なうことで，患者の治療参画意識を高めることができます（図10-2）．

患者自身の治療に対するモチベーションが何より大切です．「あなたの適正な血圧の維持や将来の心疾患，脳卒中などの予防のために，少しでもお手伝いさせてください」という気持ちや態度が大切です．「指導」というよりも，「伴走」というスタンスが長期にわたる疾患の疾病重症化防止や将来の重篤な疾患の予防に役立ちます．長い目で患者に寄り添うことを心掛けてください．

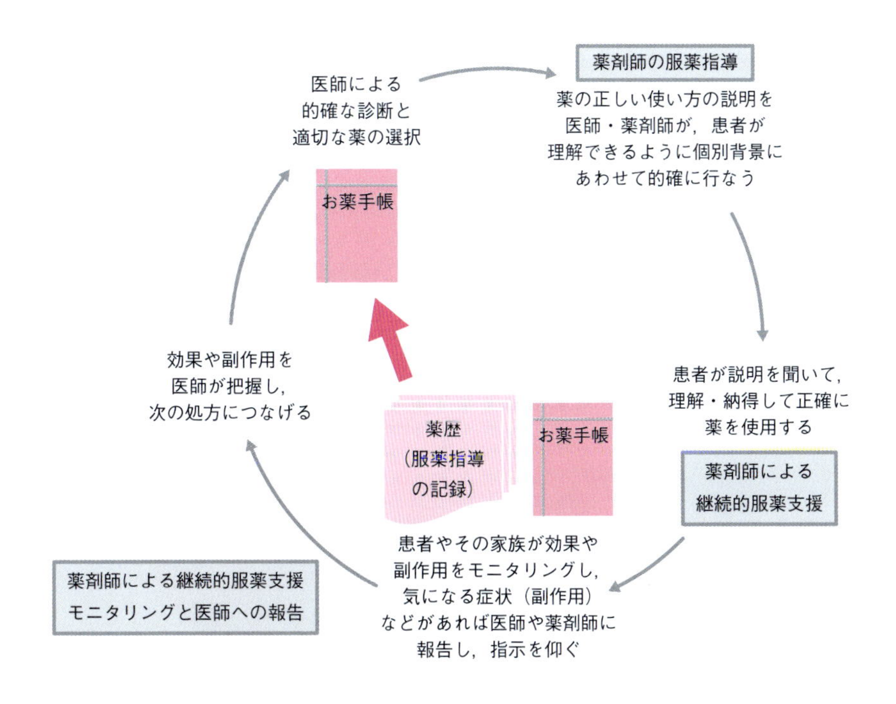

図10-2　おくすりを適正に使用するためのサイクル

2．高齢化社会におけるロコモティブシンドローム・サルコペニアに対するアプローチ

昨今の日本では，在宅医療や終末期医療の概念について活発に議論され，取り組みが進められるようになってきました．介護保険の制度も見直しが求められているものの，この10年以上のさまざまな人々の努力により介護制度というものは定着してきました．しかし，「最後まで自分らしく」というキャッチフレーズとは裏腹に，平均寿命と健康寿命との差は依然として縮まず，とくに女性ではその差が約13年となっています（厚生労働省の調査（2016年）：男性の平均寿命が80.98歳，健康寿命が72.14歳，女性が87.14歳と74.79歳）．

要介護要因の2割弱，要介護の入り口である要支援者の3分の1が，主に骨折，関節疾患（ロコモティブシンドローム）です（**図10-3**）．骨粗鬆症，ロコモティブシンドロームの方の多くは，何らかの理由ですでに薬局を訪れている患者です．薬剤師が最前線の医療者として，疾病（症状）の重症化防止を目指して介護防止に努めることは大いに意義があります．

1）骨粗鬆症患者の骨折の初発を防ぎ，再骨折を予防するための服薬指導

骨粗鬆症の治療の目的は，「骨折の初発を防ぎ，再骨折を予防する」ことです．骨粗鬆症治療薬は，骨代謝に影響を与え，骨強度，骨密度を改善するのに役立ちます．ビスフォスフォネート（BP）製剤のように服薬に注意が必要な薬剤があるために，つい用法の言及に集中して説明したり，歯科受診の際の注意事項などを強調した服薬指導に偏ったりしがちです．また，カルシウム製剤や活性型ビタミンD製剤などについては，古くから一般的に使われているためついそのまま渡してしまうことが多いですが，「医食同源」を念頭におけば，患者の食習慣評価をきちんと行ないその内容とともに服薬指導を行なうことが必要です．

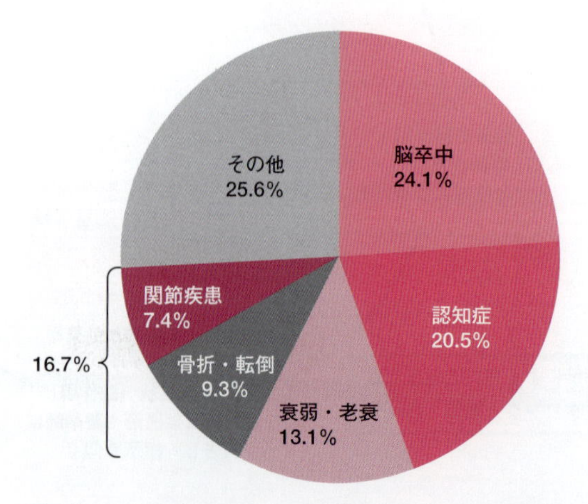

図10-3　65歳以上の人の"寝たきり"の直接原因
資料：厚生労働省「国民生活基礎調査（平成22年度版）」

薬剤師は，つい目の前の「医薬品」にのみ視点をおいた服薬指導をしがちですが，その大きな目的（ここでは骨粗鬆症による骨折防止）をまず患者に認識してもらうための工夫をすることで，患者のアドヒアランスを向上させ，治療目的（骨折防止）を達成することができます．

2）なぜ転倒するのか，なぜ歩けなくなるのかを考えることが大切

骨が脆くなると，何らかの刺激で骨折しやすくなります．その「何らかの刺激」が，主に転倒です．それでは，なぜ人間は「転倒するのでしょうか？」「歩けなくなるのでしょうか？」．その主な原因に「サルコペニア＝筋肉の減少（特に下半身の骨格筋）」や「バランスをとりにくくなる状況」があげられます．サルコペニアは筋肉減少の状態を指し，ロコモティブシンドロームは運動器の障害を指します．骨折の原因となる転倒を防止するためにも「スクワット」や「片足立ち」などの「ロコトレ」を服薬指導とともに推奨することは，患者の理解を得やすく，骨粗鬆症の骨折予防に大いに役立ちます（図10-4）．

3）カルシウム・ビタミンDを勧めるだけでは，十分な骨粗鬆症対策とはいえない

薬局では，骨粗鬆症の薬物治療に関して服薬指導を行なう際，決まり文句のように「カルシウムやビタミンDを摂取するようにしましょう」と指導していませんか？「骨の健康，強度や質の維持」に関わる栄養として，カルシウム，ビタミンDはもちろん大切ですが，その他にカリウムやビタミンKの摂取も重要です．さらに，転倒しない身体づくりのためには，サルコペニアを予防するための良質のタンパク質やミネラルも重要です．

4）健康情報提供拠点としての薬局の役割を果たしましょう

女性の骨量は20歳前後が最大となるため，骨粗鬆症対策には20歳までの栄養摂取と骨づくりが大きく関係します．10代後半で骨づくりに必要な栄養素を十分に摂取して，

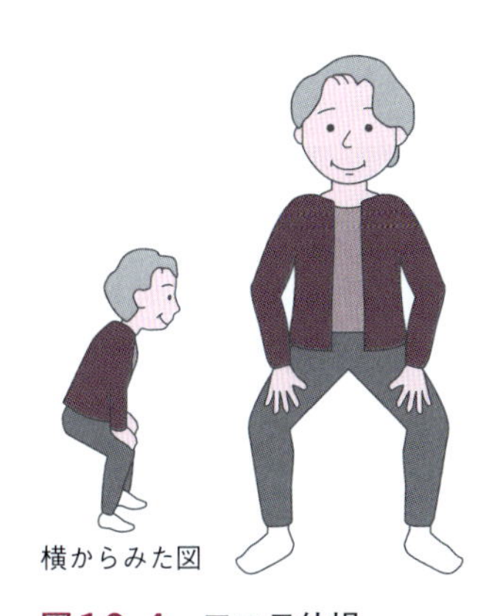

図10-4　ロコモ体操

適度なBMIを維持し，垂直荷重のある運動をすることが重要です．

目の前の来局患者（とくに女性）が，骨量検診を受けたことがあるかを確認し，未受診者にはその重要性を伝えることも健康情報提供拠点としての薬局の大きな役割です．地域の市民が，骨粗鬆症の治療を行なっていたのに骨折したのか，治療に至らず（骨量検診などの未実施）に骨折しその後治療を始めたのか，それでも骨粗鬆症治療が行なわれていないのか，地域医療最前線にいる薬剤師は常に念頭においておきたいものです．

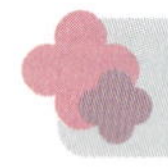

3．女性を対象とした食支援

1）ライフステージ別　栄養食生活のポイント

①乳児期・幼児期

私たちの体は食べたものでできている―“We are what we eat”．子どもにとって，食や栄養は体を育むことはもちろん，食べる楽しみや，親・家族とのつながり，食を通して新しい体験を経て五感（嗅覚，味覚，触覚，視覚，聴覚）を育てるという大切な働きがあります．そのスタートである母乳もしくはミルクが不足しているかどうかは，子どもの機嫌を見ることでわかるといわれています．

母乳の利点は確かに多くあげられていますが，母親世代の痩せが課題である今日では，母乳の栄養価は低下しているという報告もあります．場合によっては，ミルクで補うことも必要でしょう．その見極めのためにも，①母親にエネルギーや水分の不足がないか，②子どもの体重増加状況は適切か，の2点を確認したり，母子手帳にある成長曲線を活用するとよいでしょう．

生後6ヵ月頃，首がすわり，腰が座り，食べ物に興味を示し出したら，離乳食をスタートします．はじめは1日1回食（初期）からスタートし，8ヵ月程度を目安に1日2回食（中期），10ヵ月程度（後期）を目安に1日3回食と回数を増やしていきます．時期を追って形状は初期はドロドロ，中期は舌で潰せるくらいのもの，後期はモグモグするくらいのものと固さを変え，食べられるものの種類も増やしていきます．授乳離乳の支援ガイドを参考にするとよいです．

注意事項として，①基本的に加熱したものを与え食中毒の予防に気をつける（果物などは例外），②固さや形状は歯が生える前の子どもの口腔状態に合わせて加工する，③初めて与える食材は少しずつ食べさせる，特にアレルゲンとなる食品には注意する，の3点があげられます．1歳までのNG食材としては，牛乳，はちみつなどがあります（**図10-5**）．離乳食を食べた後に母乳やミルクで栄養・水分を補うようにします．8ヵ月頃は鉄分の不足が見られることがあるため，フォローアップミルクなどを活用することも1つの方法です．発育発達段階に合わせて楽しく離乳食期を過ごしてほしいものですが，昨今は調理が苦手な母親や，早い時期から復職する就業女性も多いことから，手軽で簡単なベビーフー

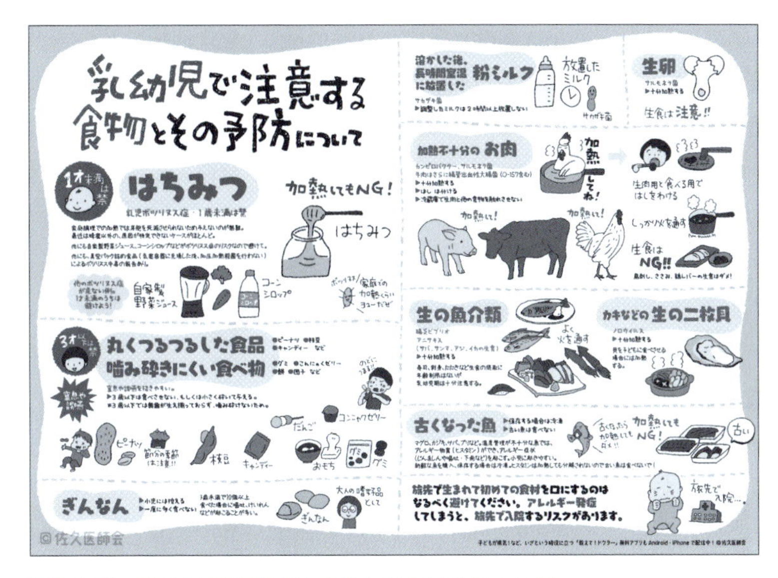

図10-5　乳幼児で注意する食物とその予防について
出典：佐久医師会「教えてドクター」　https://grapee.jp/329934

ドなどを部分的に活用することも勧めてもよいと思います.

1歳以降に離乳食完了期となり，さまざまな食品が食べられるようになります．しかし，乳歯が生えそろうタイミングが3歳頃であることから，それまでは固いものはまだ噛みにくく，食べるのに時間がかかることを考慮する必要があります(ただし，軟らかいものばかり与えると顎の発達を促さないので，咀嚼機能の発達に合わせた調理を行なうことが必要です)．また，アレルゲンに注意し，そばやナッツ類などは3歳以降に与えることが望ましいです．10年に1度乳幼児栄養調査が実施されており，親が課題に感じていることなどがまとまっているため，参考にしてください.

②学童期・思春期

永久歯への生え変わりと，身長の伸び(骨の伸長)，体重の増加(筋肉・脂肪の増加)といった体格の変化，成長を支えるための栄養が必要となる時期です．乳幼児期と同様，成長曲線により，異常がないかを親が確認できるように指導していく必要があります．また女子は初経を迎えることから，貧血への対策も重要となります．昨今はメディアの影響により，ダイエットが若年化していますが，この時期に体脂肪をしっかり増やさないと，女性ホルモンの正常化につながらず，骨も脆弱化するため，決してダイエットなどをさせないようにします.

学校給食は，食事摂取基準に基づき，学校給食摂取基準が定められています．特に不足しやすいカルシウムなども不足がないよう配慮され，1日の約2分の1の栄養量を目標に食事提供がされています.

学童期・思春期に発生する栄養食生活上の課題は，①肥満，生活習慣病予備軍：不適切な間食（ペットボトル症候群・スナック菓子など）や身体活動量の減少，②やせ，貧血，神経性食欲不振症：極度なダイエットや糖質脂質・エンプティカロリー中心の食事，③朝食欠食，および④孤食と個食の問題などがあります．

学童期・思春期の家庭での生活習慣が今後の生活習慣の基礎を作るうえで重要であり，親に依存していた時期から，自立への足がかりを作る重要な時期となるため，食事づくりや，自身の健康管理のために何ができるのか主体的に考え，行動させるのに適した時期となります．詳細は，厚生労働省の「楽しく食べる子どもに」などを参考にしてください．

③成人期（妊娠期・授乳期）

現代では女性の社会進出が進み，女性の出産年齢は平均30歳となり，妊婦の高齢化が進んでいます．不妊治療などに取り組み，身体的・精神的・経済的負担が大きくなっていることも社会問題となっています．また，BMI区分やせの女性が20%おり，現在日本では低出生体重児が10人に1人という，先進国ではワーストの記録となっています．妊娠前からの適正体重や，適切な食習慣が妊娠しやすい体をつくり，低出生体重児を減らすことにつながります．低出生体重児はDOHaD説（生活習慣病胎児期発症起源説）により，将来の生活習慣病のリスクが高いとされており，予防医療的には，妊娠前からの女性の身体づくり，栄養状態を良好にすることが望まれています．

就業女性1000名のデータをまとめた「まるのうち保健室白書」では，栄養不足，運動不足，睡眠不足の現状が明らかとなり，生活習慣改善の必要性が示されています．地域・職域において，女性が自らの健康状態を客観的に数値で振り返り，自身のキャリアプランに合わせてライフプランを設計することが健やかな次世代育成のためにも必要となります．一般社団法人ラブテリ（Luvtelli）という団体が展開している「まるのうち保健室」などで指導に用いられているDietary Life Guide Bookでは健やかな毎日といつかのために“心がけたい食事のAtoJ”をまとめています（**図10-6**）．

とくに葉酸の摂取は，二分脊椎症を予防するために，妊娠する前から食事にプラスして栄養補助食品などで補給することも重要となります．また，このAtoJは生活習慣病の予防にとっても重要な食べ方となるので，できるだけ早いタイミングで女性が食生活の基本を身につけ，家族の健康を守る役割を担うことが今後寿命100年時代の超少子高齢社会を支えるための鍵となります．

妊娠してからの栄養ガイドラインとしては，厚生労働省が「妊産婦のための食生活指針　妊産婦のための食事バランスガイド　適正体重増加チャート」（**図10-7**）をまとめており，母子手帳にも掲載しているので，こちらに基づいての指導となります．

若年女性に向けてビジュアル面デザイン面でわかりやすく伝えるために一般社団法人ラブテリでは妊娠前の身体づくり準備本Baby Book 1，妊婦のための食事指導本Baby Book 2を作成しているので，参考にしてください（**図10-8**）．

食事でできる
ボディメンテナンス

健やかな毎日といつかのために…

心がけたい食事の A to J

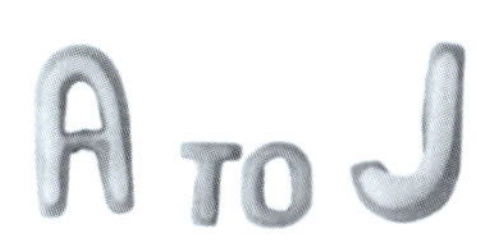

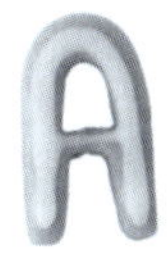

たんぱく質を不足させない

私たちの身体の主原料はたんぱく質であり、身体を作るたんぱく質は人体では作り出せず、食事から取り入れる必要があります。食事では主菜（肉・魚・大豆・卵）を抜かないで！

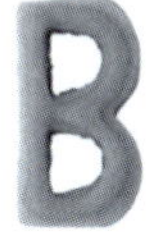

朝ご飯を食べましょう

肥満に影響する時計遺伝子を正常に機能させるために朝食は大切です。妊娠前に朝食を食べない習慣の人は妊娠後も食べず、妊娠期にエネルギー不足になりやすいことがわかっています。

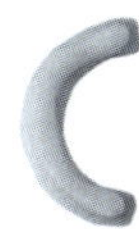

貧血は大敵と心得て

日本女性は３人に１人が隠れ貧血※1といわれるほど貧血が心配されますが、実は、妊娠すると鉄分が大幅に消費されるため、今のうちに貧血を改善しておくことが大切です。

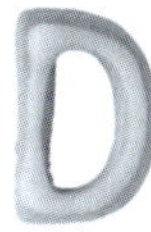

葉酸を KEEP！

実は、日本では二分脊椎症が増えていることをご存知ですか？ 女性が妊娠に気づくのは妊娠４～５週目。その頃には大切な器官はできてしまっています。結婚したら葉酸を摂りましょう。

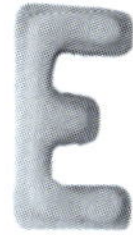

食事でアンチエイジング！

老化を招く「錆び（酸化）」や「焦げ（糖化）」。卵巣機能や精子もダメージを負います。これらは色とりどりの食卓を意識すること、血糖値の上がりにくい食事を意識することで予防できます。

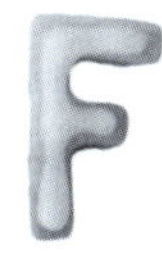

脂肪の種類を知ろう

ダイエットの敵と思われがちな脂質は実は肌の潤いを守り、脳の健康に欠かせない栄養素です。身体に害を与える油と身体が喜ぶ油を知ることで、メンタルヘルスや美容をレベルアップして！

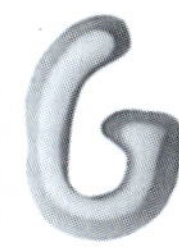

オメガ３をチャージ！

身体が欲する油の中でも、最上位にいるのがオメガ３脂肪酸。炎症を鎮め、女性ホルモンを整え、卵子の質を高めてくれる、人の身体では作り出せない油です。魚の油や亜麻仁油が該当します。

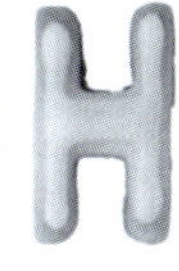

１日５色を意識しよう

栄養バランスや献立を考えるのは難しい…そう感じたら、１食あたり５色を意識しましょう。彩りを意識することで栄養バランスが自然と整います。ただし、主食の白（白米や食パン）に注意。

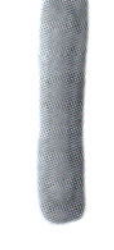

食物繊維は積極的に

食物繊維は糖質とコレステロールの２つの吸収を抑制してくれるダイエットの強い味方。もちろん、毎日のお通じにも欠かせません。良い腸内環境を意識することは健康と美容の基本です。

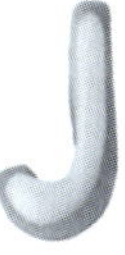

アルコールはほどほどに

アルコールは適度であれば健康に良い効果も報告されていますが、１日２単位以上アルコールを飲む女性は不妊症になるリスクが59％高かったことが報告※2されています。

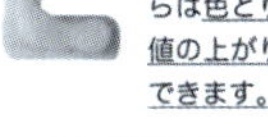

※１　平成 23 年度 国民健康・栄養調査
※２　Fertility and Sterility 2004;81:379-8

図10-6　心がけたい食事のＡ to Ｊ

出典：まるのうち保健室報告書

- 妊娠前から，健康なからだづくりを
- 「主食」を中心に，エネルギーをしっかりと
- 不足しがちなビタミン・ミネラルを，「副菜」でたっぷりと
- からだづくりの基礎となる「主菜」は適量を
- 牛乳・乳製品などの多様な食品を組み合わせて，カルシウムを十分に
- 妊娠中の体重増加は，お母さんと赤ちゃんにとって望ましい量に
- 母乳育児も，バランスのよい食生活のなかで
- たばことお酒の害から赤ちゃんを守りましょう
- お母さんと赤ちゃんの健やかな毎日は，からだと心にゆとりのある生活から生まれます

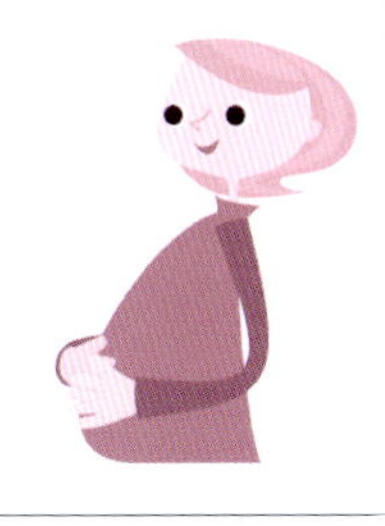

図10-7　妊産婦のための食生活指針（厚生労働省）

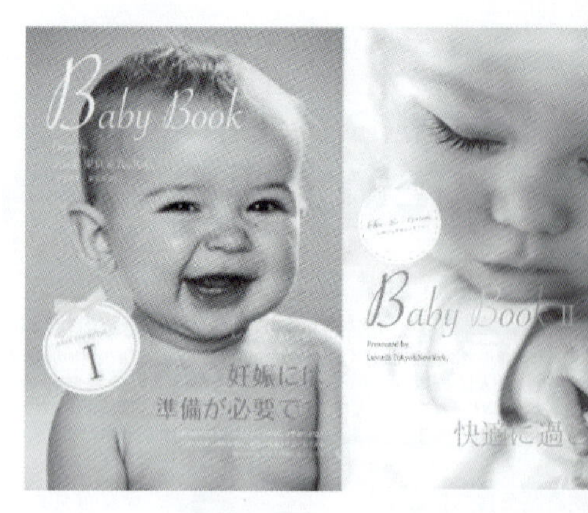

図10-8　妊娠前の身体づくり準備本Baby Book 1,
妊婦のための食事指導本Baby Book 2

出典：一般社団法人ラブテリ　ラブテリブックス
http://www.luvtelli.com/temp.html

④更年期・高齢期

40歳を過ぎたら特定健診の受診によりメタボリックシンドローム対策を行なうこととなります．女性の場合は閉経後の50代から高血圧，脂質異常症，高血糖などのリスクが高くなるため，その対策として，①抗糖化：未精製の糖質の適量摂取，アルコールや間食の適正摂取，②抗炎症：良質脂質（ω３脂肪酸など）の積極的な摂取，③抗酸化作用の高い野菜果物の積極的な摂取，という3つのアンチ（抗）が推奨されます．

加えて意識したいのが，骨筋肉の脆弱化に備えて，たんぱく質（アミノ酸）を積極的に摂取することです．筋肉が減った状態をサルコペニア，骨や筋肉などの運動器の障害をロコモティブシンドロームといい，サルコペニアやロコモの状態が続き，生活活動に支障が出るのがフレイルです．これらが長く続くと，要介護状態につながります．女性にとっては，メタボのリスクより，ロコモのリスク，転倒骨折による介護のリスクが高いことから，これらへの対策が重要となります．

介護予防の際には，体重減少させないこと，BMIの標準ゾーンも成人期が18.5～24.9であるのに対して，50～69歳で20.0～24.9，70歳以上の高齢期では21.5～24.9となります．できるだけ筋肉が落ちないように体組成を定期的にモニタリングすることが重要となります．筋肉の維持のためには，栄養食生活上の配慮として2点あり，①エネルギー・たんぱく質の不足がないようにすること，②食品の多様性を維持することが必要です．

「さあにぎやか（に）いただく」（魚・油・肉・牛乳乳製品・野菜・海藻・芋・卵・大豆製品・果物）を毎日摂取することが栄養バランスを整え，食卓の彩りを豊かにし，介護予防に効果があることが示されています（**図10-9**）．あわせて，無理のない範囲での定期的な筋肉トレーニングが重要となります．ロコモティブシンドローム協議会がロコモチェックのツールや，運動リーフレットなどを作成しているので，参考にしてください．

さかな／まぐろ，鮭，しらす，たらこなど
あぶら／オリーブオイル，ナッツ，ごまなど
にく／鶏，豚，牛など
ぎゅうにゅう／牛乳，ヨーグルト，チーズなど
やさい・きのこ／トマト，小松菜，ブロッコリー，きのこなど
かいそう／わかめ，のり，ひじき，もずくなど
に
いも／じゃがいも，さといも，しらたきなど
たまご／卵
だいず／豆腐，豆乳，枝豆，高野豆腐，納豆など
くだもの／バナナ，オレンジ，グレープフルーツなど

その他／ごはん，パン，うどんなどの穀物，
ココア，メープルシロップなどのし好品

図10-9 「さあにぎやか（に）いただく」

出典：ロコモチャレンジ！推進協議会

⑤生涯を通じて健康であるために考えておきたいこと

食事は365日，毎日3回実施する頻回の行動であり，健康やLife（生命，生活，人生）を支える礎になります．毎日の毎回の食事が未来の自分の身体的，精神的，社会的健康に寄与していることを忘れてはなりません．しかし一方で，現代は食事づくりのスキルの低い若年者や，コンビニ・ファミリーレストラン・チェーン外食店などの台頭により，適切な食事が習慣的に入手できる環境はまだ十分とはいえません．

厚生労働省・文部科学省・農林水産省の3省合同で2005年に作成された食事バランスガイドは1日分の適切な食事を示すフードガイドとして用いられてきました．さらに1食分のガイドを外食や中食でも用いることが検討され，厚生労働省は「日本人の長寿を支える健康な食事」について，多くの疫学研究から1食分のガイドを示しました．今後はコンビニや飲食店でこのようなマークのついた店を1つの参考として選ぶように指導することが必要となるでしょう．

同時に，家庭での食事づくりの際には，従来どおり主食，主菜，副菜を意識し，果物・乳製品を取り入れるといった基本に忠実な食卓構成が求められますが，食事づくりの過程には，献立立案，買い物，下処理，調理，片付けとさまざまな工程があることや，調理の技術，時間管理，家計管理，台所の状況，家族構成など個別の要因を加味する必要があります．そのため，個別の状況に応じた対応や支援が必要となります．どこに障害があるのかを見極め，適切な支援が可能な管理栄養士と連携することも重要です．

2）食品と栄養表示　アレルゲンに関わる表示

2015（平成27）年4月より食品表示法が施行され，消費者向けに包装されたすべての加工食品と添加物に栄養成分表示が義務化されました．移行経過措置期間は加工食品と添加物は5年間，生鮮食品は1年6ヵ月です．栄養成分表示が義務化された栄養成分は，熱量（エネルギー），たんぱく質，脂質，炭水化物，食塩相当量です．栄養成分表示の見方などを理解し，個別の状況に合わせて見るポイントを指導していく必要があります．

また，栄養表示が義務化され，アレルギー表示が義務づけられている7品目は，「答えにピカソ」：小麦，卵，エビ，乳製品，ピーナッツ，カニ，そばです．三大アレルゲンは小麦，卵，乳製品で，1歳までにアレルギー症状がなくなる場合も多くみられる一方で，大人になってから発症するケースもあります．加工食品の裏の表示や，外食時の表示をよく確認し，選択する必要があります．

3）食生活指針

食生活指針は，2000（平成12）年3月に，文部省と厚生省（当時）および農林水産省が連携して策定しました．策定から18年が経過した間に，食育基本法の制定，「健康日本21（第2次）」の開始，食育基本法に基づく第3次食育推進基本計画などが作成されました．食生活に関するこれらの幅広い分野での動きを踏まえて，2016（平成28）年6月に食生活指針が改定されました．栄養政策や，食育のベースとなるものですので，改めて確認してください．

①食事を楽しみましょう
②1日の食事のリズムから，健やかな生活リズムを
③適度な運動とバランスの良い食事で，適正体重の維持を
④主食，主菜，副菜を基本に，食事のバランスを
⑤ご飯などの穀類をしっかりと
⑥野菜・果物，牛乳・乳製品，豆類，魚なども組み合わせて
⑦食塩は控えめに，脂肪は質と量を考えて
⑧日本の食文化や，地域の産物を活かし，郷土の味の継承を
⑨食料資源を大切に，無駄や廃棄の少ない食生活を
⑩「食」に関する理解を深め，食生活を見直してみましょう

4）国民健康・栄養調査

国民健康・栄養調査は，健康増進法に基づき，国民の身体の状況，栄養摂取量および生活習慣の状況を明らかにし，国民の健康の増進の総合的な推進を図るための基礎資料を得るために，厚生労働省が毎年実施している調査です．毎年11月に全国から抽出した地域に実施される大規模な調査であり，項目は以下の通りです．

①身体状況調査票（身長，体重，腹囲，血圧測定，血液検査など）
②栄養摂取状況調査票（食品摂取量，栄養素等摂取量，食事状況（欠食・外食など））
③生活習慣調査票（食生活，身体活動・運動，休養（睡眠），飲酒，喫煙，歯の健康などに関する生活習慣全般を把握）

年末頃に前年度のまとめがリリースされますが，重点課題が毎年異なるため，毎年確認するとよいでしょう．

5）健康食品

①健康食品の位置づけと考え方

健康づくりにおいては，バランスの取れた食生活を送ることが大切です．そのうえで，「健康食品」を利用するに当たっては，国民がそれぞれの食生活の状況に応じた適切な選択をする必要があります．病気などにより身体に不安を抱えている方は，事前に摂取の可否などについて医療機関に相談する必要があります．

②「健康食品」とは

健康食品と呼ばれるものについては，法律上の定義はなく，広く健康の保持増進に資する食品として販売・利用されるもの全般を指しています．そのうち，国の制度としては，国が定めた安全性や有効性に関する基準などを満たした「保健機能食品制度」があります（図10-10）．

保健機能食品制度は，「おなかの調子を整えます」「脂肪の吸収をおだやかにします」など，特定の保健の目的が期待できる（健康の維持および増進に役立つ）食品の場合にはその機能について，また，国の定めた栄養成分については，一定の基準を満たす場合にその栄養成分の機能を表示することができる制度です．

保健機能食品制度とは，国が有効性や安全性を個別に審査し許可した特定保健用食品

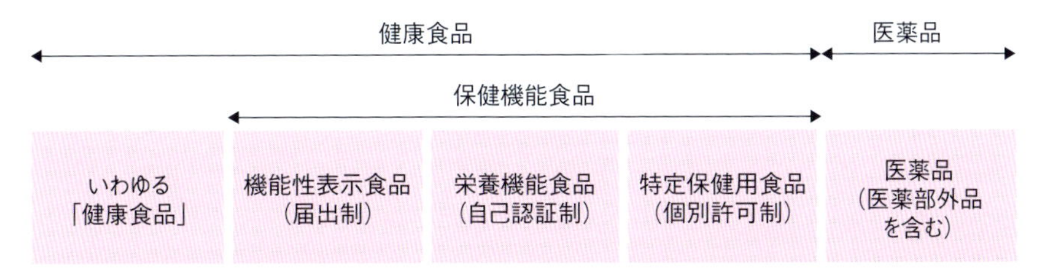

図10-10 「健康食品」の区分

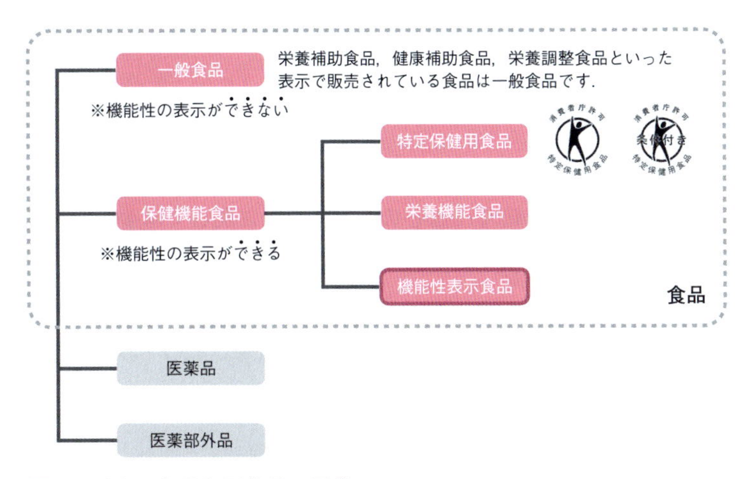

図10-11 食品と医薬品の区分

表10-2　特定保健用食品のカテゴリー

1. おなかの調子を整える食品
・オリゴ糖類を含む食品
・乳酸菌類を含む食品
・食物繊維類を含む食品
・その他の成分を含む食品
・複数の成分を含む食品
・条件付き特定保健用食品
2. コレステロールが高めの方の食品
3. コレステロールが高めの方, おなかの調子を整える食品
4. 血圧が高めの方の食品
5. ミネラルの吸収を助ける食品
6. ミネラルの吸収を助け, おなかの調子を整える食品
7. 骨の健康が気になる方の食品
・疾病リスク低減表示
8. むし歯の原因になりにくい食品と歯を丈夫で健康にする食品
9. 血糖値が気になり始めた方の食品
10. 血中中性脂肪や体脂肪が気になる方の食品
11. 血中中性脂肪と体脂肪が気になる方の食品
12. 血糖値と血中中性脂肪が気になる方の食品
13. 体脂肪が気になる方, コレステロールが高めの方の食品
14. 肌が乾燥しがちな方の食品

(トクホ)と, 国が定める特定の栄養成分の規格基準に適合した栄養機能食品に加えて, 新しく2015(平成27)年4月から「機能性表示食品」制度ができ, 食品の目的や機能などの違いにより, 「特定保健用食品」「栄養機能食品」「機能性表示食品」に分けられています(**図10-11**, **表10-2**).

また, 公益財団法人日本健康・栄養食品協会のホームページ(http://www.jhnfa.org/tokuho-0.html)では, 特定保健用食品, 特別用途食品, 栄養機能食品, 機能性表示食品についてまとめられていますので, 参考にしてください.

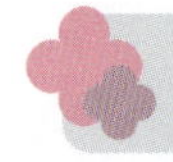

4. 下部尿路機能障害の治療と服薬支援(コンチネンスケア)

1) 成人の正常な排尿

正常な排尿について**表10-3**にまとめました. 高齢者は膀胱自体の伸縮性が低下することから, 蓄尿も尿排出もしにくくなるので, 蓄尿量に関しては少なくなる傾向があり, 排尿回数, 排尿時間など, 尿排出に関しては増える傾向があります.

2) 下部尿路機能障害(LUTD)と下部尿路症状(LUTS)

蓄尿障害と尿排出障害(排尿障害)を総称して下部尿路機能障害といいます. また, 下部尿路機能障害によって起きる下部尿路症状(LUTS)は, **表10-4**のように分類されます.

表10-3　正常な排尿

項目	正常な状態
排尿回数	日中：5～7回　夜間0～1回
1回の排尿量（尿意を感じる尿量）	200～400mL 平均で300mL（150～200mL）
排尿時間（排尿開始から終了まで）	10～30秒
その他	混じり物や悪臭はなく，薄い黄色 尿意がなくても排尿でき，尿意を感じてから1時間程度は我慢ができる

表10-4　下部尿路症状（LUTS）

蓄尿症状（尿がためにくい症状）	排尿症状（排尿時の症状）	排尿後症状（排尿後の症状）
頻尿（夜間頻尿） 尿意切迫感 切迫性尿失禁 腹圧性尿失禁	尿性低下 尿線途絶 尿線分割 腹圧排尿 排尿遅延 尿閉	残尿感 排尿後滴下

3）過活動膀胱

過活動膀胱と切迫性尿失禁過活動膀胱（OAB）とは「尿意切迫感を必須症状とした症状症候群」であり，通常は頻尿や夜間頻尿を伴うものです．OABの原因の1つに加齢が考えられており，男女とも年齢とともに増加傾向になります．

OABの除外診断の対象となるものには，膀胱の疾患（膀胱がん，膀胱結石，膀胱炎），前立腺がん，全身疾患（糖尿病，心不全など），行動や身体機能の異常，アルコールやカフェイン摂取などの生活習慣，薬剤の副作用などがあり，多彩であると定義されています．

4）腹圧性尿失禁

排尿は生理的現象であり普段は気にならないものですが，一旦トラブルが起きると日常生活に支障をきたすことが多くあります．骨盤底筋は恥骨から尾骨にかけてハンモック状に張られた筋肉群で，膀胱を所定の位置に保持し，尿道や肛門を締める働きをしています．これらの筋肉群が出産時に傷ついたり，加齢により筋力が弱くなると，尿もれが起こりやすくなります（**表10-5**）．

また，閉経後の女性ホルモンの減少も原因と考えられ，更年期前後から女性ではこの症状が出現しやすくなります．具体的には，「くしゃみをしたときや大声で笑ったとき，重いものをもった時に思わず尿がもれてしまう」腹圧性尿失禁，「トイレが近い，突然強い尿意をもよおし，間に合わなかった」切迫性尿失禁などがあります．切迫性尿失禁は過活動膀胱（OAB）のもれるタイプとなります（**図10-12**）．

5）溢流性（いつりゅうせい）尿失禁

尿排出障害のために残尿が多量になり，行き場のなくなった尿が溢れるようにもれてくるものをいいます．残尿は，尿道のつまり（膀胱瘤などによる圧迫や尿道の極端な折れ曲

表10-5　尿失禁の分類

尿失禁のタイプ		症状	原因	対処法
蓄尿障害	切迫性尿失禁	蓄尿時に膀胱が勝手に収縮し，尿意を感じると我慢できずにもれる	• 過活動膀胱（加齢，脳血管障害，パーキンソン病，脳脊髄疾患など） • 尿路感染	• 薬物療法 • 骨盤底筋体操 • 抗菌剤による尿路感染の治療
	腹圧性尿失禁	尿道が上手く締められず，咳やくしゃみ，小走り，重い物をもつなど，腹圧がかかる時にもれる	• 尿道括約筋障害（収縮力の減弱など） • 骨盤底筋の緩み（膀胱下垂）出産，便秘，肥満などの影響	• 骨盤底筋体操 • デバイス（リング） • 手術
	混合性尿失禁	切迫性尿失禁と腹圧性尿失禁の両方の失禁がある	• 原因も切迫性尿失禁と腹圧性尿失禁の両方の原因が考えられる	切迫性尿失禁の薬剤などによるコントロールが難しければ，腹圧性尿失禁の手術後も失禁が継続することもあるので，術前の確認が重要
尿排出障害	溢流性尿失禁	多量の残尿があるため，尿が膀胱より溢れて，常にチョロチョロともれる	• 低活動膀胱（脊椎疾患，骨盤内手術，糖尿病性末梢神経障害など）	〈尿の出にくさの解消〉 • 薬物療法 • 手術 〈残尿をなくす方法〉 • 清潔間歇導尿など
運動・認知機能の障害	機能性尿失禁	膀胱・尿道機能に関係なく（合併することもある），認知・運動機能の低下・障害によりトイレで排尿ができずにもらす	• 四肢運動障害（脳血管障害，脊髄疾患，整形外科疾患など） • 知的精神障害（認知症，せん妄，錯乱など）	• 機能訓練（ADL改善） • 福祉用具の活用 • トイレ環境整備 • 排尿パターンを把握したトイレ誘導

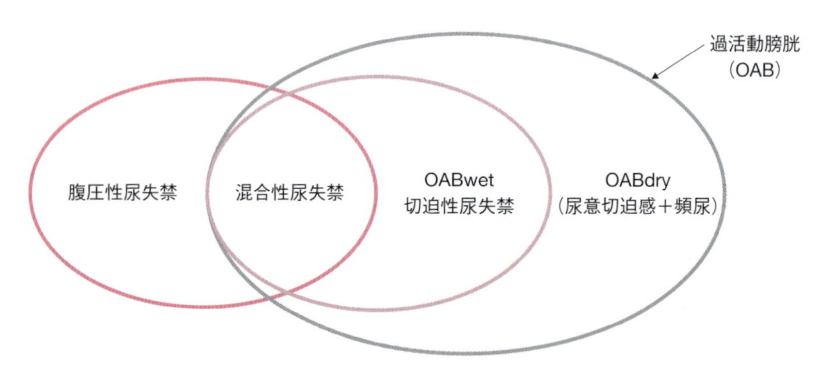

図10-12　腹圧性尿失禁・混合性尿失禁・切迫性尿失禁・過活動膀胱の関係
出展：過活動膀胱診療ガイドライン［第2版］p.8

がり）や神経因性膀胱（糖尿病や脊髄疾患など）により膀胱が十分に収縮しない，尿道が拡がらないために起こります．とくに長期間，血糖のコントロールが悪い糖尿病の患者は，尿意もはっきりせずにだらだらと尿がもれることがあるので，もれ方の確認が大切です．

6）下部尿路症状に対する薬剤の副作用に対する指導

過活動膀胱などによる尿もれ，頻尿などは著しく生活に支障をきたします．この症状に対して薬剤が使われることも多いです．

知っておこう！ 過活動膀胱や下部尿路機能障害について もっと詳しく知りたい！

〈参考文献〉
1. 日本排尿機能学会 女性下部尿路症状診療ガイドライン作成委員会　女性下部尿路症状診療ガイドライン 2015.4 リッチヒルメディカル
2. 日本排尿機能学会 過活動膀胱診療ガイドライン作成委員会編　過活動膀胱診療ガイドライン[第２版]　2015.4 リッチヒルメディカル

①抗コリン剤

膀胱の収縮は，主に膀胱平滑筋のムスカリン受容体M_3がその役割を担っており，過活動膀胱や頻尿の症状が改善すると考えられています．しかし，抗コリン剤はムスカリン受容体が存在する中枢神経系，眼，唾液腺，心臓，腸などへの副作用も考えられます．とくに口渇，便秘などはよくみられる副作用です．残尿が多い患者さんには排尿困難を一層助長するため，使用は控えるべきです．泌尿器科以外では，残尿測定はほとんど実施されることはなく，残尿による溢流性尿失禁に尿意切迫感が合併する患者に抗コリン剤が処方されてしまうことがあります．その場合は，尿失禁の症状は一層悪化してしまいます．

薬局では，いつもダラダラともれているという訴えの患者さんがいた場合は，溢流性尿失禁を疑い，排尿困難の有無を確認する必要があります．また，貼付剤は，口渇，便秘の副作用の軽減が期待できますが，スキントラブルも多いことから，皮膚を観察することや毎日貼付位置を変えて使用するなど，貼付方法の指導も必要になります．

②その他の薬剤

(1) β_3受容体刺激薬

膀胱壁に存在するβ受容体を刺激して蓄尿期に膀胱を弛緩させる作用があります．しかし，「生殖可能な年齢の患者への本剤の投与はできる限り避ける」という記載が添付文書にあるため，現在は閉経後の女性が主な投与対象となっています（女性過活動膀胱症例における第１選択治療薬としての有用性が確認されています）．

(2) フラボキサート

最近は処方されることが少なくなっていますが，フラボキサートは膀胱収縮筋の直接弛緩作用があり，副作用はほとんど認められないため，頻尿・尿失禁に使用され，症例によって有効性が示される場合があります．

7）尿失禁の治療薬の副作用に対応した下剤の処方でQOLが一層悪化した事例

過活動膀胱で抗コリン剤を処方され，頻尿，尿失禁が改善して喜んでいた76歳のAさん．便秘でアローゼン2P／日が処方された．Aさんは真面目に飲み続け，水様便の便失禁になり，外出もままならなくなってしまった．

➡こういったケースをよく見かける．たかが下剤と思わないで，とくに高齢者の場合は，下剤の服用方法を丁寧に説明すべきである．

8）尿失禁のセルフモニタリング

排尿のトラブル（尿失禁や頻尿）があることで感じる生活の支障は，個人差があるものの，泌尿器科の受診により改善が可能なことも多くあります．

受診するとき，もしくは排尿状態を認識するため排尿の記録（排尿日誌）をつけることは治療やセルフコントロールに役に立ちます．排尿日誌は排尿した時間とできれば排尿ごとの排尿量，飲水量や，もれたときの状況などを記載してもらいます．どうしても前述のように細かく書けない高齢者などの場合は，排尿時間の記録だけでも診療やケアに役立ちます．

9）尿失禁のセルフケアとアドバイス

女性にとって「尿失禁」「尿意切迫感」などの症状は大変辛いものです．他人に相談もできず，1人で悩んで自分なりの対処法を取っていると，その対処法が一層症状を悪化させている場合もあるので，それに気づいたら，適切なアドバイスをする必要があります．

①排尿間隔と膀胱訓練

「もれるのが怖い」という理由で，尿意がないにもかかわらず頻繁にトイレに行くといった誤った対処法は，むしろ症状悪化の原因になることが多くあります．頻繁に排尿していると，膀胱壁がほとんど伸展しないため次第に膀胱容量が減少し，尿を溜めにくくなり，頻尿を助長します．尿失禁や尿意切迫感があり，頻尿で困っている場合には，尿意を我慢し，排尿間隔を延ばして頻尿を改善できるようにします．訓練（膀胱訓練）が有効です．しかし，尿意切迫感が強い場合は，もれる恐怖や我慢がしにくいことから，抗コリン剤を服用しながら訓練を行なう方が効果は高いです．膀胱訓練は，尿意が起きてもすぐにトイレに行かずに，最初は5分程度，もしくは1～2回尿意を我慢してからトイレに行くようにし，徐々に排尿間隔を延ばすようにします．この訓練中は排尿日誌をつけ，自分の力で排尿間隔が延びることを自覚しながら2～3時間は我慢できるようにします．

②適切な飲水行動を促す

一定の時間・尿量で排尿することは膀胱内の細菌を洗い流すことにもつながるので，

表10-6　尿失禁がある患者への日常生活における指導

・もれるのが怖いからと，尿意がないのに頻繁にトイレに行かない． ➡ 3～4時間が適切な排尿間隔 ・水分は十分に摂る ➡ 食事以外に1日1000～1200mLは摂る ・スキンケア；清潔を意識するあまり，何度も洗剤を使用して陰部を強くこすらない（スキントラブルの原因になる） ➡ 洗浄は1日1回程度，弱酸性の洗剤（泡）でソフトに洗う ➡ パッドが合わない（アレルギーがある）場合は製品を他メーカーの物に変えてみる ➡ ベビーパウダーは使わない ➡ かぶれがひどければ，軟膏の処方をしてもらう	・尿もれ用用品： ごく少量の場合は生理用品で対応することも可能だが，ある程度のもれがある場合は尿専用の製品を勧める 尿専用の製品の特長は ➡ 尿の逆戻りを防ぐ（常時陰部の尿による汚染が改善できかぶれ防止になる） ➡ においの問題が少なくなる（消臭・防臭・抗菌加工の製品が多くある） ➡ 湿った不快感，ムレの防止になる ・消臭・防臭の知恵 ➡ もれ量に合った製品を選択し，こまめに交換する（尿は空気に触れるとにおいがきつくなる） ・骨盤底筋体操を継続する（図10-13）を参照

■ 骨盤底筋体操の実際１

仰向けの姿勢

リラックスして実施するのに適している姿勢です．毎日，起床時，就寝時にやってみましょう

- 両膝を立て，脚を肩幅程度に開きます
- ゆっくりと腹式呼吸を数回してみましょう（リラックス）
- 肛門や膣を締めたり，開いたりしてみましょう
- 締めたままゆっくり5秒数えます

■ 骨盤底筋体操の実際２

椅子に座った姿勢

テレビを見ながらや，電車の中など，いろいろな場面で実行できます

- 膝を軽く開きます
- 肩やお腹の力を抜き，背筋を伸ばしましょう
- ゆっくり肛門と膣を締めましょう
- お腹に力がはいらないように

■ 骨盤底筋体操（実施方法）

〈実施方法〉

①肛門や膣を3～5秒間，締めたままにする．（呼吸を止めない）
10秒休む（締めた時間の倍以上は休む）

②肛門や膣を締めたり，緩めたり10～20回くり返す．（自分でやりやすい速さで行なう．普通に呼吸する）

〈予防として実施する場合〉

1日3～5回に分けて実施

〈すでに漏れがある場合〉

1日5～10回に分けて実施する．（症状が改善しない場合には速やかに医療機関を受診する）

■ 骨盤底筋体操（注意事項）

- まず正しく骨盤底筋の収縮と弛緩をしっかり覚えましょう．それから，失禁の程度に応じて実施しましょう
- 失禁がある人は，3ヵ月を目安に毎日続けましょう
- 3ヵ月たっても改善がみられない時は，専門医を受診しましょう
- 失禁の改善がみられても，体操は続けましょう

図10-13　骨盤底筋体操指導の一例

「もれが怖い」「トイレが近くなる」という理由から水分を極端に控えると，膀胱炎を誘発することもあります．適度な水分摂取に基づいた排尿ができるようアドバイスが必要です（表10-6）．

10）女性のライフステージにおける尿失禁の管理と適切な対処法

女性はどのライフステージにおいても，尿失禁の危険性にさらされています．妊娠・出産の時期にみられた尿失禁は一時的には改善しますが，更年期前後に再びみられ，老年期には尿失禁の増加や悪化が起こります．尿失禁になると気持ちが落ち込むことで行動範囲が狭くなり外出もしなくなることから，結果的にロコモティブシンドロームになるなどの弊害も起こりやすくなります．更年期以降になると他人に“下の世話”を受けるようになるのではという将来への不安も出てきます．しかし，たとえ尿失禁があっても適切に対処することで快適に，その人らしさを失わずに生活することは可能です．そのためには排泄ケア用品を適切に選択する必要が出てきます．尿失禁に対応した専用の吸収材が多数あり（**表10-7**），尿失禁のケア（セルフケアも含む）に広く利用されています．なかには生理用ナプキンを使用している人もいますが，生理用ナプキンはポリマーが少なく，尿を固める作用がほとんどありません．そのため尿の逆戻りが起こり，陰部が常に尿で汚染されている状態になり，ムレ，かぶれ，悪臭の原因となります．

したがって，ある程度の尿もれがある場合は，尿失禁専用のパッドや失禁パンツの使用をお勧めします．産後は，育児などで外出が不便であるため，おむつの配達支援をしている薬局などの活用が有効です．また，最近はアクティブな中高年向けの排泄ケア用品も多数開発され，セルフケアがしやすくなってきています．

表10-7　主な失禁用品の特徴

<table>
<tr><th colspan="2"></th><th>特徴</th></tr>
<tr><td colspan="2" rowspan="2">尿とりパッド</td><td>軽失禁用パッド
ライナーのようなものから150cc程度のものが多い．ただし，メーカーによってはかなり薄型で300ccまでの軽失禁用製品もある．
消臭，抗菌などの機能をもつものもあり，下着に貼り付けられるようバックシート全面に粘着テープがついているものが多い．</td></tr>
<tr><td>おむつと併用して使用する尿とりパッド
失禁量に応じて300cc程度から2000ccまである．吸収体の幅が広い．
高齢者は夜間多尿傾向の人が多いので，その場合は日中使用のパッドと夜間使用のパッド（吸収量が多いパッド）の使い分けが必要になる．</td></tr>
<tr><td rowspan="3">おむつ類</td><td>テープタイプ</td><td>吸収量は200～1200cc．吸収体の範囲が広く吸収量が多い．テープの位置を変えることで，ある程度体型や体のサイズに合わせて対応できる．トイレに歩行できる人には不向き（テープを外すとおむつが落ちる）．
吸収量の少ない製品は，尿とりパッドと併用し，おむつカバーとして使用することが多い（単体での使用はもれの原因になりやすい）．</td></tr>
<tr><td>パンツタイプ</td><td>吸収量は200～1000ccとなっているが，吸収体の幅が狭い．立位・歩行できる人向けのもの（臥位では交換しにくい）．おむつ内での排尿回数や量が多い人はもれやすい．
最近は300cc前後でもゴムのシャーリングが工夫されズボンなどに響かないものやかなり激しい動きにも対応する製品も出てきた．ただし，尿の勢いがよい場合は吸収速度が間に合わずアウターにもれる場合もある．</td></tr>
<tr><td>2wayタイプ</td><td>吸収量は200～1000cc．吸収体の幅はパンツタイプより広い．
日中はパンツタイプとして，汚れていなければ夜間はミシン目を破って拡げ，テープタイプとして使用できる．</td></tr>
</table>

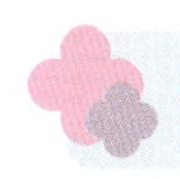

5．女性に多い排便障害

1）快適な排便条件を理解する

排便は，個人差が非常に大きく，正常な排便という捉え方は難しいです（表10-8）．重要なのは，苦痛なく，その人なりのリズムで排便できることです．便の性状の評価によく使われているブリストルスケール（BSS）は，便の大腸内の移動の速度に相関し，BSS3～4を普通便としています．国際的に用いられているスケールです．

2）女性に多い排便障害（便秘）の原因と対処の原則

①女性に多い便秘

女性の便秘の原因としてよくみられるのは，自己流のダイエットなどによる不適切な食事（極端な偏りや小食），不規則な生活（睡眠リズムが不規則になると排便反射がタイムリーに使えない），運動不足などです．さらに，女性の多くが大蠕動の起こりやすい朝は家事や化粧などに追われ便意を我慢する傾向にあり，これが直腸性便秘の原因となります．

こういった生活習慣に由来する便秘への対処法は特別なことではなく，いわゆる健康な生活に必要な生活行動になります．食事内容の改善，規則正しい生活（とくに睡眠のリズムを大切に），日常生活の中でできる適度な運動，便意を逃さない（落ち着いて排便する）といった当たり前の行動が便秘を予防し，改善する鍵となります．

3）便秘が原因の便失禁の病態

直腸性便秘の1つに嵌入便があります．直腸内に多量の便が嵌まり込んだ状態で，寝たきりの高齢者などに多くみられます．直腸内の便は直腸壁を刺激するので絶えず便意があり，苦痛を感じます．嵌入便と判断されずに下剤を使用すると，下痢便が直腸内の便の塊の脇からもれ出て便失禁となります．対応は，まず嵌入便を摘便や浣腸で出し切り，その後，定期的な排便を促すようにします．

表10-8　気持ちのよい排便状態

排便回数	• 1日1～3回，または1～3日に1回程度 • 毎日排便があっても強く息まないと出せない（排便困難），硬便である，腹痛などの苦痛を伴うのは気持ちのよい排便とはいえない
便の量	• 大人であれば100～200g　食べた物，量に左右される
便の性状	• 有形で棒状（バナナ状）水分は70～80%が望ましい • 便性を表すブリストルスケール（BSS）で3～5が普通便 4がもっとも望ましい
その他	• 多少の息みでスムーズに出る（直腸の収縮力が強い状態） • 便意は我慢すると5～20分程度で鈍麻し，我慢し続けると消失する（便意がない状態での排便は困難）

4）便秘の治療と排便コントロールの原則

機能性の便秘は大腸の働きが悪いために起こる便秘で，弛緩性便秘，緊張性便秘，直腸性便秘に分けられ，それぞれに対処法が異なります（**表10-9**）．また，機能性便秘の多くは生活習慣の改善などで良くなることも多いですが，下剤などが使用されることも多くなります（**表10-10**）．

下剤については，使う人の状況により適切に使われなければいけませんが，“3日排便がなければ下剤”という状況もしばしばあり，食事の改善や便秘の種類への配慮もされないまま，最初から刺激性の下剤が処方されることもあります．弛緩性便秘でも，最初から刺激性の下剤を使うのではなく，まずは食事を中心とした生活習慣の改善が必要です．薬物療法を開始するとしても，整腸剤から始め，腸内環境を整えないとその人なりのリズム

表10-9　機能性便秘の対処法

	原因	確認事項	対処法
弛緩性便秘	大腸の動きが悪く便を直腸の方向へ送り出せない，送り出せても遅いために起こる	・生活習慣（とくに食事） ・便はコロコロ～硬便で固まりになりやすい（BSS1～3）	・生活習慣を変える 食事，睡眠，運動 腸内環境を整える ・薬物療法（整腸剤→緩下剤→刺激性下剤）
痙攣性便秘	ストレスなどで大腸が痙攣を起こし，便が少しずつしか出せなくなる	・便秘と下痢の繰返しや腹痛の有無 ・BSS1のことが多いが，時に下痢をする	・生活改善（食事・睡眠） ・リラクゼーション ・薬物療法 整腸剤・過分性腸症候群の薬剤 刺激性の下剤は不適
直腸性便秘	直腸まで便が下りてるが，便意を我慢して排便しないでいると直腸の中で便が硬くなり出せなくなる	・便意を我慢していないか ・便が硬く塊のことが多い（BSS3）	・便意を逃さない ・直腸まで便が下りているので，下剤ではなく，状況に応じて浣腸，坐薬，洗腸，摘便を選択する． ・その後，整腸剤や下剤を使用して排便コントロールをすることはある．

表10-10　下剤の種類

分類		一般名	商品名	作用時間
浸透圧性下剤	塩類下剤	酸化マグネシウム	マグミット，マグラックス	8～10時間
	糖類下剤	ラクツロース	モニラック	1～3日
刺激性下剤	大腸刺激性	センノシド	プルゼニド	8～13時間
		センナ・センナエキス	アローゼン	8～12時間
		ピコスルファート	ラキソベロン	8～17時間
		ビサコジル	コーラック*	8～18時間
クロライドチャネル		ルビプロストン	アミティーザ	約1日
漢方薬		大黄甘草湯（だいおうかんぞうとう）		
		桂枝加芍薬大黄湯（けいしかしゃくやくだいおうとう）		
		麻子仁丸（ましにんがん）		
		潤腸湯（じゅんちょうとう）		
直腸刺激性の坐薬		ビサコジル	テレミンソフト	5～60分
		炭酸水素ナトリウム	レシカルボン	20分～2時間
浣腸		グリセリン浣腸	ケンエーG浣腸	使用後間もなく

＊：一般用医薬品

消化管の通過時間		性状		説明
非常に遅い（約100時間）	1	コロコロ便	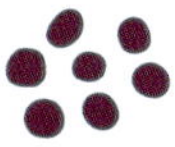	固くてコロコロの兎糞状態
	2	硬い便	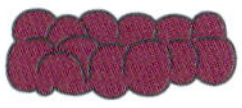	ソーセージ状であるが硬い便
	3	やや硬い便	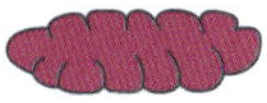	表面にひび割れのあるソーセージ状の便
消化管の通過時間	4	普通便	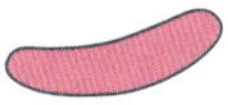	表面がなめらかで柔らかいソーセージ状，あるいは蛇のようなとぐろを巻く便
	5	やや柔らかい便	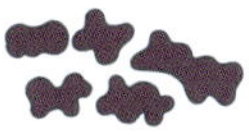	はっきりとしたしわのある柔らかい半分固形の便
	6	泥状便	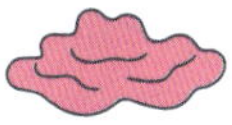	境界がほぐれて，ふにゃふにゃの不定形の小片便泥状の便
非常に早い（約10時間）	7	水状便	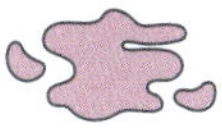	水様で，固形物を含まない液体状の便

図10-14　便の性状（ブリストルスケール：BSS）
排泄ケアナビ（ユニチャーム）神山剛一監修　より

表10-11　排便コントロールの基本

- 食事が基本
  バランスよく，必要な量を，規則正しく食べる．適量の飲水（1日1000～1500mL）．
- 睡眠は規則正しく，睡眠時間は7時間程度．
- 適度な運動をする．
- 便意があるときに排便する（便意を逃さない）．
- 腹圧がかけられるように腹筋を鍛える．
- 排便時の姿勢は座位でやや前傾，足は爪先立ち．
- プロバイオテクス（人に有用な影響を与える生きた微生物），プレバイオテクス（腸内細菌のエサ）を上手く取り入れ，適度な硬さの便が作れる腸内環境を整える．
- 下剤の使い方を間違わない．
  整腸剤→塩類の下剤→刺激性の下剤（刺激性の下剤は漫然と長期連用しない）

での快適な排便は期待できません．また，下剤を使う場合でも，塩類の下剤などから始め，反応便を観ながら薬剤を増減する必要があるので，薬剤師はその説明をしなければなりません．排便の治療や生活改善などの効果は，便性（ブリストルスケール；**図10-14**）と快適に排便ができている（食事を美味しく食べられ，腹痛や腹満などの症状もなく，軽い息みでするっと排便ができる）かどうかで判断します（**表10-11**）．

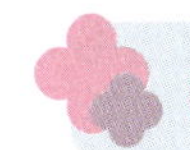

6．子宮脱・膀胱瘤・直腸瘤・直腸脱・性交障害

1）臓器下垂や臓器脱の原因

分娩時の骨盤底筋の損傷や長期間，日常的に重いものをもつ重労働や加齢による骨盤底

筋の緩みなどにより，子宮や膀胱が正しい位置に保持できず下がることが原因となります．また，子宮脱などで全摘を受けた人は，膀胱瘤などになりやすくなります．

2）子宮下垂・子宮脱，膀胱瘤

子宮が腟内に留まっているものを子宮下垂，腟口から下降してしまっているものを子宮脱といいます．膀胱が下がり，腟壁を介して膀胱が腟口から下降しているものを膀胱瘤といいますが，子宮脱と間違われることがあります．膀胱瘤の症状としては，ピンポン玉のようなものが腟から出てくる（軽度の場合は，押し戻しが可能），排尿しづらい，頻尿になる（残尿のため），尿路感染を繰り返す（残尿による膀胱炎）などが特徴です．下垂感のみならず，脱がひどくなると生活に大きな支障をきたすことになります．

3）骨盤臓器脱の保存療法

リングペッサリーの使用や，外部からクッションで腟口を圧迫する用具を使用するなどの保存療法もあります．リングペッサリーは自己着脱方式でなければ，3ヵ月に1回程度で交換や腟洗浄が必要になります．この場合，腟の状態により使用できなくなる場合もあるので，定期の診察は必須です．また，生活の困窮度合により，手術が適応となることもあります．

生活指導としては，重いものをもたない，骨盤底筋体操（とくに持久力のトレーニングを中心に行なう）を継続する，長時間の立ち仕事はしないなどを伝える必要があります．

保存療法では生活の支障が解決できないような場合は，腟からメッシュを入れて臓器を引き上げる手術や腹腔鏡による手術があります．

4）直腸脱

直腸の壁が直腸内に入り込み，次第に直腸全体が下がり，直腸の固定が緩いと肛門の方へ直腸が入り込むようになります（直腸重積）．また，肛門が緩いと直腸が肛門から出てきてしまう状態を直腸脱といいます．排便しにくい，擦れる，歩きにくいなどの症状が出てくる場合は，手術の適応となります．

5）直腸瘤

直腸と腟の間の組織が緩くなり，直腸が腟側に飛び出してきた状態のことです．硬い便を強い息みで出すことが習慣になっているような人に多くみられます．便意は強いのに，排便できないことによる不快感が強く，人によっては精神的に不安定な状態になることもあります．会陰部を肛門側に指で押しながら排便することで排便が上手くいく場合もありますが，これで排便が上手くいかなくなったり，精神的に追い詰められたような状況がある場合は，手術の適応となります．

6）性交障害

更年期の身体の変化や閉経により女性ホルモン（エストロゲン）が減少することに伴い，さまざまな更年期症状や障害が起きてきます．腟・外陰部などの泌尿器生殖器の萎縮や腟における分泌物の減少により性交痛といった現象が起きてきます．このような場合に使えるゼリーが薬局やインターネットで市販されています．かぶれなどの皮膚症状が出ないかなど十分に注意しながら選択・使用しなくてはいけません．これらの情報不足や対応不足が心理的にもQOLを低下させることがあるため，患者さん個々への対応が重要です．腟や外陰部が乾くときは，性交時に限らず日常生活でも潤滑ゼリーを塗布しておくと違和感が緩和されるなどのアドバイスも大切です．

スキルアップのためのセルフチェック一覧

＊チェック欄は各自の研修や実践時にお使いください.

大項目	小項目		チェック	
			1	2
1. 女性の健康支援をめぐる社会的資源・行政のしくみを理解し，実践で活用する (p.12～17)				
リプロダクティブ・ヘルス／ライツ	1	リプロダクティブ・ヘルス／ライツの歴史について理解する		
	2	リプロダクティブ・ヘルス／ライツの目的・内容について理解する		
	3	リプロダクティブ・ヘルス／ライツの具体的施策の考え方を理解する		
健康日本21 (第2次)	1	健康日本21 (第2次) の地域での取り組み目標を確認する		
	2	地域の健康課題を確認する		
	3	自分の薬局での取り組み目標を設定する		
健やか親子21 (第2次)	1	健やか親子21 (第2次) の取り組みについて正しく知る		
	2	地域の健康課題を確認する		
	3	自分の薬局での取り組み目標を設定する		
第4次　男女共同参画基本計画	1	男女共同参画の趣旨を正しく理解する		
	2	地域で取り組んでいるセンターと交流する		
	3	自分の薬局での取り組み目標を設定する		
性感染症に関する特定感染症予防指針	1	性感染症に関する特定感染症予防指針について正しく理解する		
	2	性感染症に関する特定感染症予防指針で対象とされている5つの性感染症について詳しく説明できる		
	3	全国および自分の地域での実態を把握する		
	4	薬局でも実践できる試みを考えて実行する		
保健所・保健センターなどの機能を理解し，連携体制を充実する	1	保健所・保健センターの機能について理解する		
	2	自分の住む地域・職域の保健所・保健センター事業，担当についての情報を入手する		
	3	自分の住む地域・職域で行なわれている女性の健康・福祉に関わる講座情報を把握する		
	4	自分の薬局で活用できる形に整理し，協働，連携し住民への情報提供を積極的に行なう (地域の関連MAPや連絡先・相談予約方法など)		
かかりつけ薬剤師・健康サポート薬局の機能について熟知し地域に役立つ	1	かかりつけ薬剤師・健康サポート薬局の制度に精通し地域住民にわかりやすく説明でき，情報提供を行なえる体制を整える		
	2	かかりつけ薬剤師の職能を十二分に発揮できるよう目標を立て実行する		
	3	健康サポート薬局の理念に見合う活動を実践する		
女性とがん検診，骨量検診	1	保健所・保健センターなどで行なわれる「健康教室」や「がん検診」など，自分の薬局でも紹介できる情報を収集し，状況に応じて地域住民や患者に伝えるしくみを作る		
	2	AYA世代のがんについて理解を深め　支援ができる体制を整える		
	3	がん検診や骨粗鬆症などの検査をしてくれる地域の施設情報を収集し，状況に応じて地域住民や患者に伝えるしくみを作る		
2. “月経のしくみ”と“女性ホルモンの変化と役割”を理解し，適切に支援する (p.18～23)				
ライフイベントと女性ホルモン	1	生涯単位でのホルモン変動が説明できる		

大項目		小項目	チェック 1	チェック 2
女性の生殖器	1	女性の生殖器の位置が簡単に図示できる		
	2	子宮の解剖と生理機能，月経との関わりを説明できる		
	3	基底層と機能層の役割が説明できる		
	4	卵巣の機能が説明できる		
女性ホルモンの働き	1	女性ホルモンの全身臓器への作用について説明できる		
女性ホルモンの分泌と月経のしくみ	1	LHとFSHの働きが説明できる		
	2	子宮内膜の変化について説明できる		
	3	月経のしくみについて説明できる		
排卵	1	卵胞の成熟と排卵について説明できる		
	2	LHサージについて説明できる		
	3	黄体，白体になる過程を理解する		
	4	受精，着床後の黄体の役割について説明できる		
思春期のホルモン変動	1	月経開始には個人差があることが説明できる		
	2	無排卵月経について説明できる		
妊娠中のホルモン変動	1	妊娠成立のしくみを説明できる		
	2	妊娠中のホルモンの変化を説明できる		
避妊中のホルモン変動	1	経口避妊薬を服用した際の女性ホルモンの変動が説明できる		
3. 月経でわかる身体のトラブルを理解する（p.24～46）				
月経と社会システム	1	月経が社会にもたらす影響やデメリットを理解する		
	2	各地域にある学校（小学校，中学校，高校）での性教育の実態や内容を調べておく		
	3	各地域の保健所が実施している月経などの健康相談について調べておく		
	4	労働基準法第68条が説明できる		
月経移動	1	月経を早める薬剤について具体的に説明できる		
	2	月経を遅らせる薬剤について具体的に説明できる		
	3	低用量ピルまたはLEP製剤を服用している場合の月経移動について説明できる		
月経に関連する症状・疾患	1	月経痛の機序が説明できる		
月経困難症	1	機能性月経困難症と器質性月経困難症の違いが説明できる		
	2	子宮筋腫の病態と治療について説明できる		
	3	子宮内膜症の病態と治療について説明できる		
	4	子宮腺筋症の病態と治療について説明できる		
月経前症候群（Premenstrual syndrome：PMS）	1	PMSかどうかを見分ける3つのポイントを理解する		
	2	PMSの身体的症状，精神的症状，社会的症状について説明できる		
	3	PMSの治療について説明でき，適切な医療施設へ受診を勧めることができる		
月経異常	1	無月経の概念および治療法について説明できる		
	2	稀発・頻発月経の概念および治療について説明できる		
	3	過多・過少月経の概念および治療について説明できる		
薬物療法	1	GnRHアゴニストの作用機序が説明できる		
	2	GnRHアゴニストの種類と違い，適応症，剤形について説明できる		
	3	ダナゾール療法について説明できる		
	4	ジェノゲストについて説明できる		
	5	低用量ピル，LEP製剤の月経への影響について説明できる		
	6	カウフマン療法について説明できる		
	7	ホルムストローム療法について説明できる		

大項目		小項目	チェック	
			1	2
鎮痛剤	1	主な鎮痛剤の成分についてそれぞれの特徴を説明できる		
	2	ピリン系製品および非ピリン系製品がどれかを認識し，勧めることができる		
	3	カフェイン含有製品，非含有製品がどれかを認識し，勧めることができる		
	4	催眠鎮静成分の含有製品，非含有製品がどれかを認識し，勧めることができる		
鉄剤	1	貧血について説明できる		
	2	鉄剤の種類が説明できる		
	3	鉄剤の相互作用・副作用が説明できる		
女性アスリートへの支援	1	女性アスリートへの支援について理解し適切に支援・専門医への紹介ができる		
生活面でのアドバイス	1	生活面でのアドバイスができる		
月経用品 生理用ナプキン・月経専用ショーツ	1	月経時の経血について説明できる		
	2	生理用ナプキンの機能や種類について説明できる		
	3	自分の地域の学校での月経教育の現状を調べておく		
	4	初経期児童にナプキンの選び方や月経でのさまざまな工夫をアドバイスできる		
タンポン	1	アプリケータータイプとフィンガータイプの使い方について説明できる		
	2	タンポンの機能や安全な使い方について具体的に説明できる		
	3	TSSについて正しく理解し説明ができる		
おりものシート	1	おりもの（帯下）について説明できる		
	2	帯下と性液の違いを説明できる		
	3	帯下の症状から受診勧告ができる		
デリケート部位のかぶれ・かゆみに関する製品	1	外陰部のかぶれ・かゆみの原因や症状について説明できる		
	2	デリケート部位のかぶれ・かゆみに使用する一般用医薬品について説明・指導ができる		
月経の記録	1	月経の記録の意義を説明できる		
	2	月経を記録することができるツールを紹介できる		
	3	月経の記録のポイントを説明できる		
基礎体温計と基礎体温表	1	基礎体温計の種類を説明できる		
	2	基礎体温の測り方と基礎体温表への記入法を説明できる		
	3	基礎体温曲線の読み方を説明できる		
4．受胎調節を理解する　―避妊―（p.48～66）				
妊娠を予定しないときの予防法（避妊法）リプロダクティブ・ヘルス／ライツ	1	リプロダクティブ・ヘルス／ライツの概念が説明できる		
	2	リプロダクティブ・ヘルス／ライツの実現のために各自ができることを考える		
日本における避妊の現状	1	日本と世界の避妊法の違いがわかる		
	2	予定外の妊娠の現状がわかる		
避妊法を選択する	1	避妊法の理想条件が説明できる		
	2	避妊法の種類と特徴を説明できる		

大項目		小項目	チェック 1	チェック 2
低用量ピル	1	低用量ピルの作用機序が説明できる		
	2	低用量ピルの服用方法が説明できる		
	3	飲み忘れの際の対処方法について説明できる		
	4	副効用について説明できる		
	5	マイナーな副作用について説明できる		
	6	重篤な副作用の初期症状が説明できる		
	7	相互作用を起こす薬剤について説明できる		
	8	下痢や嘔吐などがあった際の対処法について説明できる		
	9	各種低用量ピル製剤の特徴が説明できる		
わが国で未承認の避妊法	1	子宮内避妊器具IUDとIUSについて説明できる		
	2	ミニピルについて説明できる		
	3	デポ・プロベラについて説明できる		
	4	ノルプラントについて説明できる		
	5	パッチ法について説明できる		
	6	腟リング(NuvaRing)について説明できる		
避妊に失敗した可能性のあるときの対処法(緊急避妊法)	1	緊急避妊の方法が説明できる		
	2	ノルレボについて理解し服薬指導ができる		
	3	ノルレボの服薬指導後のフォローについて適切な対応ができる		
	4	緊急避妊薬を処方してくれる医師を紹介できる		
	5	個人輸入などで入手できる緊急避妊薬について説明できる		
	6	ヤツペ(Yuzpe)法について説明できる		
	7	緊急避妊薬のOTC化などをめぐる課題について積極的に議論ができる		
意図しない妊娠の対処法(人工妊娠中絶)	1	母体保護法について説明できる		
	2	中絶が可能な週数，条件が説明できる		
	3	中絶実施率の年齢別年次推移が説明できる		
	4	現在，行なわれている中絶の方法が説明できる		
経口中絶薬(mifepristone：ミフェプリストン)	1	経口妊娠中絶薬の個人輸入の現状がわかる		
	2	ミフェプリストンについて説明できる		
	3	経口避妊薬，緊急避妊薬，経口中絶薬の違いが説明できる		
5.妊娠についての理解　妊娠前・妊娠期のケア(p.68～81)				
プレコンセプションケア 妊娠するまえからの健康づくりとケア	1	プレコンセプションケアの概念について理解し説明できる		
	2	プレコンセプション外来の情報を入手し，ケースにより紹介できる		
	3	自分の体の状態・妊娠可能な時期などに関する適正な情報提供ができる		
	4	排卵日予測検査について説明できる		
	5	麻疹・風疹混合(MR)ワクチンの接種について適正な情報提供ができる		
	6	能動喫煙・受動喫煙・飲酒と妊娠に関わる適正な情報提供と指導ができる		
母体の健康に留意した生活環境を整える(栄養摂取や禁煙)	1	葉酸の役割について説明できる		
	2	積極的に摂取すべき時期について説明できる		
	3	葉酸の摂取量および上限量が説明できる		
	4	葉酸値に影響を与える薬剤について説明できる		
	5	生活習慣(喫煙，飲酒など)について適正な指導ができる		
	6	妊娠前の麻疹ワクチン接種の意義について説明できる		
	7	その他，妊娠する前に準備しておきたい健康管理について説明できる		

大項目		小項目	チェック	
			1	2
妊娠と気づいてから確定に至るまで	1	妊娠の最初の兆候から医療機関の受診までの手順について説明できる		
	2	妊娠週の数え方について説明できる		
	3	妊娠検査薬について，妊娠のしくみとともに理解し説明できる		
	4	医療機関への受診の意義について説明できる		
	5	地域の産婦人科（婦人科）などの医療機関を紹介できる		
	6	産婦人科の診療の手順について説明できる		
妊娠期	1	“妊娠中及び出産後の女性労働者が保健指導又は健康診査に基づく指導事項を守ることができるようにするために事業主が講ずべき措置に関する指針”について理解し説明できる		
	2	母性健康管理指導連絡事項カードについて説明できる		
	3	母子健康手帳について説明できる		
	4	つわり，妊娠中毒症，その他の健康管理について基本的情報を理解し，適切なときに受診勧告ができる		
妊娠中の薬剤服用の相談	1	妊娠月数と胎児発育の分類により，時期にあわせた“胎児への薬剤投与の影響のリスク”について理解し説明できる		
	2	催奇形性と胎児毒性の違いが説明できる		
	3	妊娠と薬の相談外来を実施している施設を紹介できる		
不妊症	1	不妊の定義，原因，検査，治療，生殖医療について概要を理解している		
	2	不妊治療で使用する薬剤とその使用法および副作用がわかる		
	3	地域の不妊相談センターを紹介できる		
	4	地域の不妊治療に関する助成金システムを理解し，説明することができる		
6．周産期医療と産褥期の生理・薬剤適応・健康管理を理解する（p.82～98）				
出生前診断	1	出生前診断について日本の現状を理解する		
	2	出生前診断について適正な情報を提供できる		
	3	自分の地域の出生前診断ができる施設について情報を提供できる		
周産期医療の実態と理解	1	周産期の基本用語の定義を理解する		
	2	日本の周産期医療の現状を知る		
	3	自分の地域の周産期医療関連情報について知る		
陣痛・分娩の生理と薬剤適応	1	陣痛・分娩に関わる基本用語について理解する		
	2	分娩時に使用する各薬剤の種類と投与目的がわかる		
	3	陣痛・分娩誘発，促進剤の適応，投与方法，投与時期がわかる		
	4	陣痛・分娩誘発，促進剤の使用上の注意（点滴速度，増量方法，分娩監視装置装着義務）がわかる		
	5	分娩誘発，促進剤使用における過強陣痛や子宮破裂などの説明義務について理解し，臨床で薬剤師として医療チームの一員として職責が果たせる		
主な母子感染症	1	主要な母子感染の種類・感染経路・病原微生物について理解する		
	2	母子感染症と予防・治療のための行政の取り組みを知り，必要に応じて情報提供ができる		
乳汁分泌の生理	1	乳汁分泌の生理機序，ホルモンとの関係について理解する		
	2	乳汁の組成について正しく理解する		
授乳に関連する乳房のトラブル	1	代表的な授乳関連の乳房トラブルについて理解する		
授乳と月経（産後の月経の再開）	1	乳汁分泌と月経との関連に関わる基本用語を理解し説明できる		
	2	プロラクチン・ゴナドトロピンの関係から授乳と月経の関係，月経の再開について理解し説明できる		
ドパミン作動薬による乳汁分泌の抑制	1	ドパミン作動薬による乳汁分泌の抑制について適応と作用メカニズムが説明できる		

大項目	小項目		チェック	
			1	2
授乳中の薬剤投与（乳汁中への薬剤移行）	1	授乳中の薬剤投与について薬剤の乳汁中への移行という観点から評価できる		
	2	乳汁中へ移行すると考えられる薬剤について主なものを把握している		
授乳関連用品	1	授乳に関連して使用される衛生用品について適正な情報を入手できる		
	2	粉ミルク，母乳について理解する		
	3	産後のケア用品について情報提供できる		
産褥の生理と健康管理	1	産褥に関わる基本用語について理解する		
	2	産褥期の健康管理について理解し概要を説明できる		
産褥期・産後の排尿障害（尿失禁）	1	女性の尿失禁に関する診療ガイドラインについて学習し，必要事項が確認できる		
	2	周産期・産後に起きやすい尿失禁の種類と特徴を説明できる		
	3	尿失禁の予防とケアのための生活習慣について適切な情報に基づき指導できる		
	4	尿失禁用品の種類について説明できる		
	5	地域で尿失禁の診療可能な医療施設情報を把握している		
尿路感染症	1	産褥期の尿路感染症について説明できる		
妊娠中や産後に起きやすい痔疾患（肛門症状）	1	痔の種類とその特徴をわかりやすく説明できる		
	2	痔を予防するための生活習慣を3つ具体的にあげることができる		
	3	痔疾患に使われる薬剤の特徴と剤形（坐剤と軟膏）について説明・指導ができる		
	4	症状に応じて適切な痔疾患用剤を選択できる		
	5	痔の最新の治療法を理解し専門医師への受診勧告ができる		
	6	地域の専門医情報を把握している		
便秘（妊娠中から産後）	1	妊娠時の便通の特徴について説明できる		
	2	緩下剤の種類の特徴について説明できる		
	3	便秘のケアに役立つ生活習慣について説明できる		
7．性感染症の自覚症状および予防と検査，治療が説明できる（p.100～110）				
女性の性感染症の問題点と特徴	1	女性における性感染症の問題点を説明できる		
	2	女性が性感染症に罹患しやすい解剖学的な特徴を説明できる		
初交経験の若年化	1	若年者の初交経験の現状が説明できる		
性感染症の現状	1	代表的な性感染症の年次推移がわかる		
	2	男女における性感染症罹患率のもっとも高い年齢層がわかる		
	3	若年層における性感染症の課題について説明できる		
行政の施策	1	性感染症に関する行政の施策をあげることができる		
	2	感染症の予防および感染症の患者に対する医療の法律を確認する		
	3	性感染症に関する特定感染症予防指針を確認する		
	4	自分の地域ではどのような性感染症予防キャンペーンが実施されているのか確認する		
発生の予防および蔓延の防止教育および啓蒙	1	性教育とは何かが理解できる		
	2	性感染症に関する教育および啓蒙ができる		
	3	自分の地域の学校での月経教育の現状，性教育の内容を調べる		
コンドームによる予防	1	コンドームの正しい使用方法について説明できる		
	2	コンドームで予防できない性感染症がわかる		
自覚症状の認識	1	性感染症の早期発見のためのチェックポイントについて説明できる		

大項目		小項目	チェック	
			1	2
検査	1	性感染症検査キットの利用方法を説明できる		
	2	自分の地域の保健所，保健センターなどにおけるHIV検査やほかの性感染症検査の実施状況を把握する		
	3	自分の地域の妊婦における性感染症検査の実施状況について把握する		
受診	1	性感染症が疑われる場合，受診できる医療機関を調べる		
性感染症の特徴と治療方法	1	下記の７つの性感染症の症状と治療の基本が説明できる □性器クラミジア感染症　□性器ヘルペス感染症　□尖圭コンジローマ □梅毒　□淋菌感染症　□性器カンジダ症　□腟トリコモナス症		
HPVワクチン	1	HPVワクチンについて説明できる（10章のがんの項目を参照）		
性感染症の薬物治療における服薬指導のポイント	1	腟錠の使用方法を指導できる		
	2	軟膏剤の塗布方法を指導できる		
	3	性器ヘルペス患者に生活上のアドバイスができる		
８.更年期世代女性の体調・生活習慣，疾病背景を理解し，適切に支援を行なう（p.112～116）				
更年期世代女性の健康	1	女性の健康寿命を延長するために知っておきたいことについて理解し，情報提供ができる		
	2	将来のポリファーマシーを防ぐための支援と情報提供ができる		
	3	更年期世代女性の健康支援における薬剤師の役割について理解する		
更年期世代女性の健康相談のニーズ	1	更年期世代女性の健康相談のニーズを知る		
	2	更年期世代女性に多い健康相談内容である閉経周辺期（更年期）の心身の変化，症状について正しい知識をもち，幅広く対応できる技能を身につける		
	3	受診を勧めるために紹介できる専門医の情報について整理する		
閉経・更年期の知識	1	閉経について説明できる		
	2	更年期の具体的な症状について説明できる		
	3	更年期に伴う女性ホルモン変動について説明できる		
	4	ホルモン補充療法（HRT）についてリスクとベネフィットを適切に説明できる		
更年期（女性）医療と薬物治療	1	医療提供施設としての薬局機能を十分発揮できるよう，更年期女性の心身の変化と薬物治療の関わりについて理解を深め，わかりやすく説明ができる		
	2	閉経前後に発症する更年期症状および更年期障害に対する薬物治療について正しく理解し，患者に適正に説明できる		
	3	閉経前後から罹患率が増加する疾患について説明ができ，適正に服薬指導ができる		
	4	更年期女性の薬物治療において医薬品の適正使用のサイクルにそった，患者の指導，教育（セルフモニタリングも含む）ができる（薬歴，お薬手帳の活用）		
更年期（女性）と健康食品 （女性医学ガイドブック更年期編，HRTガイドラインを精読参照ください）	1	健康食品・サプリメントに関する適正な情報提供ができる		
	2	目的に応じた健康食品などの推奨や問い合わせ応需ができる		
	3	健康食品・サプリメントに関わる副作用アセスメント　相互作用情報提供，副作用報告体制が整っている		
HRT（HT）の服薬支援 （女性医学ガイドブック更年期編，HRTガイドラインを精読参照ください）	1	ホルモン補充療法の概念を理解しリスクとベネフィットについて説明できる		
	2	ホルモン補充療法の歴史的な流れを理解する		
	3	ホルモン補充療法に使われる医薬品情報に精通する		
	4	ホルモン補充療法に使われる各医薬品の組成・効能・用法・用量の違いを理解し服薬指導ができる		
	5	ホルモン補充療法のガイドラインを学習する		

大項目	小項目		チェック	
			1	2
骨粗鬆症の治療と服薬支援（骨粗鬆症治療ガイドラインを精読・参照ください）	1	骨粗鬆症ガイドラインに精通し，適正に疾患について説明できる		
	2	骨粗鬆症治療薬の各薬剤のリスク，ベネフィット，用法・用量について正しく理解し説明できる		
	3	骨粗鬆症治療薬のコンプライアンス向上を踏まえた服薬指導，モニタリングができる（治療目標の明確化）		
	4	骨粗鬆症治療薬のリスク防止のため，薬歴，お薬手帳を活用した適正な服薬指導ができる		
	5	正常な排尿について正しく説明できる		
介護と更年期世代女性	1	地域の包括支援センターなどと日常的に連携し，紹介などができるよう心がける		
9．子宮がん，卵巣がん，乳がんの早期発見と患者のQOLが考慮された治療を支援する（p.118～125）				
女性特有の悪性新生物に関する疫学　死亡率の年次推移	1	女性特有の悪性新生物に関する日本の現状が説明できる		
5年生存率と早期発見の重要性	1	がんの臨床進行期と5年生存率の関係について説明できる		
	2	5年生存率のデータなどをもとに早期発見の重要性について説明できる		
子宮がん	1	子宮頸がんの種類と特徴について概要を理解する		
	2	子宮体がんの種類と特徴について概要を理解する		
	3	子宮体がんと子宮頸がんの死亡率の推移についてその背景とともに理解する		
子宮がん検診の内容と子宮がんが疑われたときの検査	1	自分の地域の子宮がん検診の実施状況を把握する		
	2	子宮頸がんまたは子宮体がん検診の対象者を説明できる		
子宮がんの治療の概要	1	子宮頸がんと子宮体がんの治療の概要を理解し説明できる		
	2	放射線療法の概要について説明できる		
HPVワクチン	1	HPVワクチンについて説明できる		
	2	HPVワクチンに関して起きている課題について考える機会をもっている		
卵巣がん	1	卵巣がんの初期症状と検査方法，発見が遅れたときのリスクを説明できる		
	2	卵巣がんの薬物療法について説明できる		
乳がんの現状（罹患率と死亡率の推移）	1	わが国での乳がん罹患率，死亡率の現状を理解し説明できる		
	2	罹患率の年齢推移を把握し，罹患率・死亡率と併せてわが国における乳がん対策の必要性・重要性を説明できる		
乳がんの健康教育と乳がん検診（行政との関わり）	1	乳がんの予防のための健康教育，がん検診について行政動向を正しく理解する		
	2	乳がんの予防教育の必要性・重要性について理解し，説明できる		
	3	厚生労働省が示す乳がんの検診に関するガイドラインを理解し説明できる		
乳がん検診	1	乳がん検診の方法について説明できる		
	2	「症状があるときの受診」と「乳がん検診」の違いを理解し説明できる		
	3	自分の地域での検診状況を知り，説明（情報提供）・紹介などができる		
	4	自己乳房検診について理解し，正しく方法が説明できる		
乳がんの局所症状，好発部位，リスクファクター	1	乳がんの局所症状，好発部位，リスクファクターについて説明できる		
乳がんの診断	1	乳房の構造が説明できる		
	2	乳がんの診断方法について前述の方法以外の精密検査について理解する		
	3	乳がんのステージ分類と生存率が説明できる		
	4	乳腺の良性疾患と特徴が説明できる		
内分泌療法（ホルモン療法）	1	乳がんの内分泌療法について概要を理解し，閉経後に応じた使い分けと説明ができる		
患者支援のためのQOL向上に役立つ情報	1	乳がん専用ブラジャーの特徴と補正のポイントがわかる		
	2	専門医会や患者の会などの社会的支援について有用な情報を紹介できる		

大項目		小項目	チェック	
			1	2
がん患者サポート	1	がん相談支援ができる地域の仕組みについて住民に紹介できる		
	2	ウィッグの種類や購入費用助成制度について情報をもち，患者に紹介ができる		
	3	乳房切除術後の補整下着について理解している		
	4	リンパ浮腫ケアについて適正な情報をもち，地域の社会資源を紹介できる		
	5	患者のためのサポートグループについて情報をもち紹介できる		
10　地域に住む女性の自立的・自発的・積極的な取り組みへの支援（p.126～151）				
女性と生活習慣病	1	女性と生活習慣病についての背景や早期発見・重症化防止について理解し説明できる		
	2	血糖自己測定器の種類と選び方，使用方法が説明できる		
	3	尿糖，尿蛋白試験紙の種類と選び方，使用方法が説明できる		
	4	家庭血圧計の種類と選び方，使用方法が説明できる		
ロコモティブシンドローム・骨粗鬆症	1	ロコモティブシンドロームの概念について正しく理解し，住民に説明できる		
	2	各種資料を使って「ロコチェック」「ロコトレ」の紹介ができる		
	3	骨粗鬆症患者の骨折の初発を防ぎ，再骨折を予防するための情報提供ができる		
	4	フレイル・サルコペニア，ロコモティブシンドロームについて正しい知識をもち，住民に説明できる		
栄養指導	1	日本人の食事摂取基準の概要を理解する		
	2	薬局で薬剤師が行なう食習慣のアセスメントを理解し指導できる		
	3	ライフステージ別に栄養を考えた生活のポイントが説明できる		
	4	食品の栄養表示，アレルゲンに関わる表示について精通し説明できる		
	5	食事バランスガイド，食生活指針の概要を理解し説明できる		
	6	国民健康栄養調査について概要を理解する		
	7	健康食品・保健機能食品・サプリメントの定義と留意点を理解する		
	8	減塩の指導について理解し紹介できる．塩分測定計についての説明ができる		
	9	地域において管理栄養士との協働での住民支援ができる体制がある		
健康づくりのための運動基準・指針	1	健康上の効果が期待できる身体活動・運動量が説明できる		
適正体重の維持	1	BMIの計算式を理解し活用できる		
	2	体脂肪率について説明できる		
	3	体脂肪計，体組成計，ヘルスメーターの利用方法が説明できる		
	4	若年女性のやせの課題を把握し，地域や薬局でできる支援が展開できる		
下部尿路機能障害の治療と服薬支援	1	正常な排尿について理解し説明できる		
	2	下部尿路機能障害（LUTD）と下部尿路症状（LUTS）について理解し説明できる		
	3	下部尿路症状，切迫性尿失禁，腹圧性尿失禁，溢流性尿失禁の概念について説明できる		
	4	女性の排尿障害を把握するためのセルフモニタリング（排尿日誌など）について説明できる		
	5	下部尿路症状に使われる医薬品の種類，効能効果，用法・用量の違いを理解し，服薬指導ができる		
	6	骨盤底筋体操，膀胱訓練などセルフケアについて正しく指導ができる		
	7	女性のライフステージにおける尿失禁の管理と適切な対象法について理解し指導できる		
	8	失禁用品の特徴を理解し説明できる		

大項目	小項目		チェック	
			1	2
排便に関わるケアと服薬支援	1	快適な排便条件を理解する		
	2	女性に多い排便障害（便秘）の原因と対処の原則を理解する		
	3	排便に関わる医薬品の種類・効能効果・薬理・用法用量の違いを理解し，服薬指導ができる		
子宮脱・膀胱脱・直腸脱・性交障害	1	臓器下垂や臓器脱について理解する		
	2	子宮下垂・子宮脱・膀胱瘤について理解する		
	3	直腸脱・直腸瘤について理解する		
	4	性交障害の治療やゼリーなどの使用について適切にアドバイスができる		

著者紹介

宮原　富士子（みやはら　ふじこ）

東京都出身．1981年東京薬科大学卒業．
1981年より日本チバガイギー（現ノバルティスファーマ）勤務．MR，臨床開発モニター，学術，MR 教育，更年期領域プロダクトマネジャーを経験．
2001年に(株)ジェンダーメディカルリサーチ設立．女性の健康支援と栄養疫学研究支援を行う．
2013年より NPO 法人 HAP 理事長，女性の健康支援，薬剤師等医療介護職教育に邁進中．
女子栄養大学大学院，東北大学大学院，自治医科大学看護学部大学院において非常勤講師として様々な領域の若手教育を行う．東京薬科大学卒業生評議員．

松本　佳代子（まつもと　かよこ）

東京都出身．米国在住．共立薬科大学（現慶応大学薬学部）卒業．博士（薬学）．
日本で薬局薬剤師，大学教員を経て，現職はアクアイナス大学（米国）の Adjunct professor（World Language）．東京学芸大学，共立女子大学・短大，自治医科大学看護学部大学院において非常勤講師として，主に女性の健康や将来日本を担う子供たちの健康リテラシーの向上を目的に教育に従事．大学で SIFE（Students with Interrupted Formal Education）の顧問をし，貧困家庭や女性の健康リテラシー向上の活動に従事．言語（英語，中国語）やさまざまな宗教学を学びながら，文化的・宗教的価値観を考慮した女性医療，米国の医療保険制度，医療のサステナビリティを研究している．著訳書は‘保健・医療のための研究法入門―発想から発表まで’や‘性差医学入門’など．また，雑誌などでも女性の健康支援に関する記事を執筆している．

ともに学ぼう，実践しよう！“女性の健康力”サポートブック

2019年　2月22日　第1刷発行
2019年12月20日　第2刷発行

著　者　宮原　富士子
　　　　松本　佳代子
発　行　株式会社　薬事日報社
〒101-8648 東京都千代田区神田和泉町1番地
電話　03-3862-2141（代表）
URL　http://www.yakuji.co.jp/

組版・印刷　クニメディア株式会社

ISBN978-4-8408-1484-3